月经病合理用药与食疗

主　编

尹国有　刘丹卓

副主编

王　芳　赵新广　李　广

编著者

尹国有　刘丹卓　王　芳

赵新广　李　广　唐　宋

孟　毅　徐心阔　陈玲曾

朱　磊　饶　洪　韩振宏

管荣朝

金盾出版社

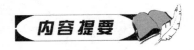

本书以问答的形式,简要介绍了月经的生理、病理特点及临床常见月经病的发病原因、临床表现、诊断与预防等有关基础知识;详细阐述了月经病的西药治疗、中药治疗及饮食药膳调养方法。其文字通俗易懂,内容科学实用,可作为月经病患者家庭治疗和自我调养康复的常备用书,也可供基层医务人员阅读参考。

图书在版编目(CIP)数据

月经病合理用药与食疗/尹国有,刘丹卓主编 .— 北京 : 金盾出版社,2016.7(2017.6 重印)
ISBN 978-7-5186-0887-4

Ⅰ.①月… Ⅱ.①尹…②刘… Ⅲ.①月经病—用药法②月经病—食物疗法 Ⅳ.①R711.510.5②R247.1

中国版本图书馆 CIP 数据核字(2016)第 070958 号

金盾出版社出版、总发行
北京太平路 5 号(地铁万寿路站往南)
邮政编码:100036 电话:68214039 83219215
传真:68276683 网址:www.jdcbs.cn
封面印刷:北京印刷一厂
正文印刷:北京万博诚印刷有限公司
装订:北京万博诚印刷有限公司
各地新华书店经销
开本:850×1168 1/32 印张:8.25 字数:205 千字
2017 年 6 月第 1 版第 2 次印刷
印数:3 001~6 000 册 定价:25.00 元
(凡购买金盾出版社的图书,如有缺页、
倒页、脱页者,本社发行部负责调换)

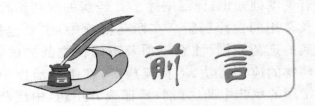

前言

　　月经是女性的一种生理现象，从 13～14 岁来潮，直到
50 岁左右消失，伴随每个女性数十年。月经病是指月经
的期、量、色、质异常，以及伴随月经周期出现明显不适症
状的一类妇科疾病。月经病居于女性"经、带、胎、产"四
大疾病之首，是困扰女性朋友健康的常见病、多发病，严
重影响着患者的工作、学习和生活。在月经病的治疗中，
除注意情志调节、起居调摄外，药物是首选治疗手段，饮
食调养是最重要的自我调养方法，而患者及其家属的参
与则显得尤为重要。为了普及医学知识，增强人们的自
我保健意识，让广大读者在正确认识月经病的基础上，恰
当地选用药物治疗月经病，合理地运用饮食药膳调养月
经病，我们编写了《月经病合理用药与食疗》一书。

　　本书以月经不调（主要包括月经先期、经期延长、月
经先后无定期、月经后期、月经过少、月经过多），崩漏，痛
经，闭经，月经前后诸证，绝经前后诸证等临床常见月经
病的中西医治疗用药和饮食调养为重点，采用问答的形
式，系统地介绍了月经病的防治知识，详细地解答了广大
患者在寻求运用药物治疗和饮食调养月经病过程中可能
遇到的各种问题，力求让广大读者看得懂、用得上。书中

从正确认识月经病开始,首先简要介绍了月经的生理、病理特点及临床常见月经病的发病原因、临床表现、诊断与预防等有关基础知识;详细阐述了月经病的西药治疗、中药治疗及常用的食疗药膳。在西药治疗中,主要包括治疗月经病的选药原则、注意事项及不同种类药物的特点和常用药物的应用方法、不良反应等;在中药治疗中,主要包括常用的单味中药、方剂,辨证选方用药、中成药、单方、验方等;在食疗药膳中,主要包括饮食调养原则、常用的粥类食疗方、菜肴类食疗方、汤羹类食疗方及适宜于不同体质、不同证型患者的食疗药膳方等。书中文字通俗易懂,内容科学实用,所选用的西药、中药、食疗方的功效、适应证及应用方法叙述详尽,可作为月经病患者家庭治疗和自我调养康复的常备用书,也可供基层医务人员阅读参考。

需要说明的是:由于月经病是复杂多样、千变万化的,加之患者个体差异和病情轻重不一,在应用本书中介绍的西药、中药及食疗方治疗和调养时,一定要先咨询医生,切不可自作主张、生搬硬套地"对号入座",以免引发不良事件。

在本书的编写过程中,参考了许多公开发表的著作,在此一并向有关作者表示衷心的感谢。由于我们水平有限,书中不当之处在所难免,欢迎广大读者批评指正。

作　者

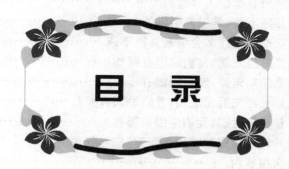

目　录

一、月经病基础知识

二、月经病的西药治疗

三、月经病的中药治疗

四、月经病的食疗药膳

一、月经病基础知识

1. 什么是月经，是怎样产生的

月经是指伴随卵巢周期性变化出现的子宫内膜周期性脱落及出血的现象，这是女性所特有的生理现象，这种变化是周期性的，一般每个月发生 1 次，所以称为月经。

规律月经的建立是女性生殖系统功能成熟的主要标志。月经从 13～14 岁来潮，直到 50 岁左右消失，伴随每个女性数十年。月经是在人体的下丘脑、垂体和卵巢相互协调作用下，经过身体里一系列复杂的周期变化产生的，这种变化称为"性周期"。

卵巢具有独特的功能，一是提供成熟的卵子，保障女性繁殖后代；二是支持生殖内分泌功能，分泌性激素。青春期后，每个性周期卵巢中通常只有 1 个卵泡可以生长发育成熟。成熟的卵泡破裂，将里面的细胞排出，这就叫"排卵"。排卵后，卵泡细胞内形成黄体。如果卵子没有受精，黄体的寿命不超过 14 天，就萎缩消失。3～4 天后又有新的周期开始。在卵巢的周期变化中，卵泡生长发育时产生一种内分泌激素叫雌激素。排卵后黄体除产生雌激素外，还产生另一种内分泌激素——黄体酮。在子宫的周期变化中，雌激素的作用是使子宫内膜生长增厚，血管增多。排卵以后，黄体分泌的雌激素和黄体酮共同作用，使增厚的子宫内膜腺体弯曲，发生分泌现象，为可能到来的受精卵做好准备。如果没有受孕，黄体萎缩，子宫内膜失去激素的支持，就会开始萎缩、坏死、脱落。血液与脱落的内膜碎屑一起排出体外，这就是月经。

子宫内膜的脱落是周期性的，当子宫内膜的功能层剥脱后，基底层就进行修复，这就是人们肉眼所见的出血周期。与此同时,卵巢内新的卵泡逐步发育、成熟,进入下一个月经周期,如此周而复始地循环,直到绝经才终止。

2. 什么是月经初潮、月经周期及经期

(1)月经初潮:女性月经第一次来潮称为月经初潮,是性功能趋于成熟的重要标志,意味着女性青春期的到来。月经初潮的年龄多在13~14岁,但可早在11~12岁,晚到17~18岁。我国曾于1978—1980年在全国13万余人群中(其中包括9 000余名少数民族)进行月经初潮的调查,城市女性月经初潮年龄77%在13~17岁,农村则80%在14~18岁。月经初潮的迟早受各种因素的影响,医学界一致认为营养好坏的差别是造成女性月经初潮正常年龄范围差别大的主要因素,体弱或营养不良者月经初潮可较迟,而体质强壮及营养好者月经初潮可较早。近年来,随着人们物质生活水平的不断提高及饮食营养结构的改变,女性月经初潮的平均年龄呈下降之趋势。

(2)月经周期:是指从上次月经来潮的第一天开始,至下次月经来潮的第一天的间隔时间,即两次月经第一天的间隔时间。出血的第一天为月经周期第一天,一个月经周期一般为28~30天,21~45天均为正常范围,月经周期的长短因人而异,但每个妇女的月经周期有自己的规律性。有些人认为自己的月经周期不是28~30天,如提前5天或错后5天就认为周期不准、月经失调而到医院就诊,其实这种认识是不对的。实际上这种月经都不是真的提前或错后,而是正常的、规律的月经周期。

(3)经期:顾名思义就是指来月经时出血的日子,从月经出血的第一天,到月经出血干净的那一天,亦即每次月经持续的天数。经期一般为2~7天,平均3~5天。经期<2天,或>8天的,应该考虑病理性的可能。一般来说,月经期的出血量在30~60毫升。月经初期,一般指经期的第一天,有的只有半天,经量很少;月经中期,一般指经期的第2~3天,经量明显增多;月经末期,一

般指月经期的第 4～7 天,出血量逐渐减少,时断时续,直到完全干净。目前认为,每月月经出血量超过 80 毫升即为病理状态。

3. 月经周期中子宫内膜是如何变化的

月经周期中子宫内膜的变化直接受卵巢激素的影响和控制。其变化特点是内膜增厚,血管增生,子宫腺增长并分泌,以适应受精卵的植入和发育;如卵子未受精,增厚的子宫内膜失去激素的支持,开始萎缩、脱落,伴随出血,形成月经。子宫内膜这种周期性变化叫月经周期。子宫内膜的周期性变化可分为月经期、经后期、增生期和经前期。

(1)月经期:月经周期的第 1～4 天。排出的卵子未受精,黄体在 2 周后逐渐萎缩、退化,雌激素和孕激素的分泌量突然减少,结果子宫内膜的血管收缩,造成内膜表层缺血、缺氧,以致组织坏死、脱落,血管破裂出血而形成月经。

(2)经后期:也称修复期,相当于月经周期的第 5～6 天。月经期结束,残留的子宫内膜腺上皮增生,移向破溃的创面,重新形成一层完整的柱状上皮。这时卵巢内又有一些初期卵泡开始生长发育。

(3)增生期:月经周期的第 7～14 天。这时子宫内膜受新发育生长的卵泡中雌激素影响,逐渐增厚,血管和子宫腺体增生。在此期末,卵泡成熟并排卵。

(4)经前期:又称分泌期,为月经周期的第 15～28 天,持续约 14 天。排卵后有黄体形成,并产生孕激素和雌激素。在激素作用下,子宫内膜继续增厚,血管增长呈螺旋状,在增长的子宫内膜腔内有很多分泌物,子宫内膜的这些变化为受精卵的种植和发育准备了条件。如果排出的卵子受精了,则子宫内膜在孕激素的作用下继续增生肥厚;如未受精,则卵巢内的黄体退化,孕激素和雌激素减少,子宫内膜脱落形成下次月经。

4. 女性第一次月经来潮后会出现哪些情况

女性通常在 13～14 岁来第一次月经，即月经初潮。月经初潮处于青春期，是生殖器官从幼稚向成熟过渡的阶段，所以初潮以后的月经周期往往不规律，可出现一些情况，了解这些情况可消除其神秘感和恐惧感，保证女性青少年以良好的心态度过青春期的"躁扰关"。

子宫内膜的周期性变化是直接受卵巢激素影响的，而卵巢又受垂体、下丘脑的控制，月经初潮时这个内分泌调节轴系的功能还没有完全进入正规的调节状态。月经初潮时，卵巢的重量只达到成熟时的 30%，卵巢功能尚不成熟，因此月经初潮并不排卵，只有雌激素使子宫内膜增生。维持一定时间后，由于雌激素分泌量达不到应有的水平，子宫内膜失去雌激素的支持不再增生而脱落出血。这种表现虽然和月经一样，但因卵巢尚未发育成熟，没有排卵，所以往往表现为第一次月经来潮后 6～12 个月月经还不能按规律每月来潮，直到卵巢成熟和有规律地排卵以后，月经才能按月来潮。故大多数女性第一次月经来潮 6 个月后才来第二次月经，这种情况不须治疗，家长和本人不需要过于担心和恐惧。如果少女没有学习和认识到这些知识而整天忧心忡忡，反而会更加推迟月经的到来，因为精神因素对月经的影响非常重要。若 12 个月后月经仍不来潮，应去医院检查治疗。

有少数少女月经初潮后出现不规则的阴道出血，量时多时少或月经淋漓不尽，或量多而顺着腿流，出现青春期功能失调性子宫出血的现象，应立即去医院就诊。青春期月经量可能会较多，其主要原因是卵巢功能尚不成熟，内分泌平衡尚未稳定地建立起来，加之学习紧张、情绪波动等，所以很容易导致月经过多。

在少女第一次月经来潮后很长的一段时间内，不仅月经会不规律，青春期少女还常有痛经现象。出现痛经的主要原因是初发育的女性宫颈长而紧,经流不畅,经血潴留于子宫腔而引起疼痛。这时可服用30％陈皮酊10毫升,每日3次;或用生姜3片,加红糖适量煮沸服用,使血流通畅,疼痛自可缓解消失。另外,食用艾叶煮蛋亦可见效。

5. 月经常受哪些因素影响

月经来潮是女性特有的生理现象,规律化的生活起居、稳定的内外环境是月经得以正常的前提和保证,精神因素、营养状态、疾病因素、环境因素、遗传因素等诸多因素都可影响月经正常来潮。

(1)精神因素:从子宫内膜的增殖期到分泌期及月经来潮,整个月经生理变化过程中,都是在中枢神经系统控制下进行的。而人的精神状态属于大脑皮质活动的结果,过度的精神刺激必然干扰中枢神经系统的正常工作,从而影响对决定月经变化的卵巢功能的调控,导致月经紊乱。

(2)营养状态:饮食营养的好坏直接影响女性的生长发育,对于女性月经初潮的来到时间,有着举足轻重的作用。长期营养不良的女性,会推迟月经初潮和导致月经血量过少,甚至会产生闭经现象。当今有些女性为了苗条,盲目减肥、节食,由于营养不良,体重短期内明显下降,继而出现全身代谢紊乱,由此导致的神经性厌食、月经失调、闭经等临床中常可见到。

(3)疾病因素:无论是生殖器官本身的疾病(如子宫发育不良、子宫内膜结核、子宫肌瘤等)或全身性疾病(如严重贫血、肺结核、糖尿病、甲状腺功能亢进等)都会引起月经紊乱,可以表现为月经过少、闭经,或月经过多、淋漓不尽,或月经周期不规律等。

(4)环境因素:生活环境、工作条件及气候变化也均可干扰、影响女性的月经。例如,生活起居不规律、休息不好,或者气候突然性的过冷、过热,都会使月经紊乱;女性体力劳动过重会引起经期延长、血量增多,有的甚至在干活的过程中经血沿大腿流下;又如,家住南方的学生到北方上大学,由于环境的改变及学习压力的增大,有的女性出现闭经,当适应北方的环境及紧张的学习生活后,月经周期又恢复正常。

(5)遗传因素:遗传因素也是影响月经的重要方面,特别是女性的月经初潮年龄与绝经年龄、种族遗传有很大关系。

6. 什么样的月经是正常的

正常的月经是指有规律的、周期性的子宫出血,是女性一种正常的生理现象,乃女性生殖功能成熟的外在标志之一。由于月经受体内外各种因素的影响,因此每个人的月经表现形成也不尽相同,而且由于病理原因,常常表现为月经异常。

正常女性的月经初潮年龄大多在 13~14 岁,但也有的提前到 11 岁或推迟到 18 岁。它往往与一个人的营养、体质、健康状况,以及生活环境和精神状态等有关。近年来,少女的月经初潮年龄普遍提前。

月经周期大多数为 28~30 天,提前或推迟 1 周以内,均为正常范围,周期长短也是因人而异的。只要月经周期有规律性,即使缩短到 21 天或延长至 45 天,也属于正常现象。月经持续时间为 2~7 天,多数为 3~5 天。正常月经血量在 30~60 毫升,通常于月经的第二天和第三天较多,以普通卫生巾的用量大概估计,正常的用量是平均一天换 4~5 次,每个周期不超过 2 包(每包 10 片计)。如若超过 80 毫升则为月经过多。月经血一般呈暗红色,其中含有子宫内膜碎片、子宫颈黏液、阴道上皮细胞等分泌物,并且血液不凝固,经量较多时可以有血块。

女性在月经期一般无特殊症状,有些可出现下腹部及腰骶部下坠感,个别可有尿频、头痛、失眠、精神忧郁、易于激动,少数可出现恶心、呕吐、便秘、腹泻及鼻黏膜出血等现象,但都不严重,不致影响工作和学习。

7. 哪些药物可影响月经

影响月经的药物有很多,大凡能影响卵巢功能和子宫内膜的药物,都会影响月经。影响月经的药物主要包括激素类和抗癌药两大类。

(1)激素类药:包括性激素、糖皮质激素、甲状腺素对月经的影响。

①性激素的影响最大,常用的有雌激素、孕激素及雄激素,用药期间月经都有变化,甚至停用药之后,其影响还能持续一段时间。例如,避孕药含有雌激素及孕激素,或只是孕激素,服药期间可人为地控制月经来潮的时间,但有时会发生闭经或停用药后闭经。因此,当服用这些药物期间,或停用药不久出现了"月经不调"时,不必急于检查,随着时间的推移,药物的作用逐渐消失,月经可以自行恢复。如果停用药后3个月月经尚未恢复,再进行检查。

②糖皮质激素也会影响月经,一般发生在较长时间用药之后。由于此类药用于治疗全身性疾病,即使对月经有些影响,也不能因此停止治疗。随着全身性疾病的好转康复,停用药之后,其影响可逐渐消退,月经会逐渐恢复正常。

③甲状腺素过量时也会影响月经,但为了补充身体的不足,服用后可以调整原来不正常的月经。

(2)抗癌药:此类药在杀灭或抑制肿瘤细胞生长的同时,对正常细胞也有杀伤作用。因此在用药期间或用药后不久,身体内的各种功能都受抑制,最明显的是血液和性腺系统,女性表现为月经不调或闭经,停止用药后可以自行恢复正常。

8. 考试会引起月经紊乱吗

在人的一生中,青少年都是在学校度过的,免不了要经历各种考试。对于大多数女学生来说,考试并不会影响月经的正常规律,但对那些体质较差、心理素质不太坚强的女学生来说,就有可能引起月经周期的紊乱。

月经是女性很敏感的一种生理活动,当外界环境的变化促使一个人的情绪推动平衡时(如恐慌、紧张、烦躁等),首先受到影响和干扰的往往是月经。因为月经是卵巢分泌的激素刺激子宫内膜而形成的,卵巢分泌激素又要受丘脑下垂体激素和下丘脑释放激素的控制,所以无论是卵巢、丘脑下垂体或下丘脑,哪一部分或同时发生异常,都能影响月经。考试是一种紧张的脑力劳动,一般都会对考生带来精神压力,这种压力如果得不到及时的解脱,便会对大脑产生一种精神抑制,紧接着大脑的下丘脑也会同时受到抑制,就不能正常的分泌释放激素了,于是便干扰了月经的周期。另外,环境的巨大变化、工作的重大变动、突发事件所造成的严重精神压力和创伤等,也会导致情绪的高度兴奋或抑制,因而会干扰月经的正常规律。

怎样对待这类月经失调呢? 一般精神上的抑制大多是一时性的,待引起情绪不平衡的因素消除之后,或是适应了新的环境之后,抑制作用就消失了,月经周期也就会恢复正常,不需要用药物或其他手段来治疗。比如,为了求学而远离故土亲人,到一个陌生的城市和一个全新的环境去生活,其孤独寂寞感常常会使一些女学生的月经周期发生紊乱。但当她们适应了新的环境之后,月经周期就会重新建立起来,无须用药。对此虽然也可以用激素治疗,但必须在医生的指导下进行,千万不可擅自盲目用药。

9. 为什么青春期少女容易出现月经不规律

一般来说,女性的月经 28 天左右来 1 次,这为正常的月经周期,但在相当多的少女中,月经周期无规则可言,有的 1 个月来 2 次月经,有的 2 个月才来 1 次,有时甚至数个月不来月经,更有淋漓不断者。这种情况在月经初潮后一段时间里更为突出,因此少女困惑,家长着急,总以为是性发育不良的结果。其实,少女月经周期不准、不规律的主要原因是生理上的因素,不属病态。因为月经周期的调节主要是通过下丘脑、垂体和卵巢三者之间的相互作用,在青春期,下丘脑-垂体-卵巢轴的功能尚未完全发育成熟,虽然卵巢内有卵泡发育,并能分泌雌激素,但还不能正常排卵,一直要到卵巢发育成熟,卵泡才得以成熟,并排出卵子。只有当能正常排卵时,月经的来潮才会遵循一定的规律,即正常的月经周期和经量。也就是说,随着时间的推移,卵巢发育逐渐成熟,下丘脑-垂体-卵巢轴也逐步健全、完善,少女的月经自然变得有规律。所以,少女月经初潮后的1~2年,出现月经周期不规律的现象大多数是正常的,少数少女月经不准的现象可延长到初潮后3~4年。

有一种情况应予注意,就是少女一开始月经尚正常且有规律,以后3~4个月不来,再以后经行量多,甚至淋漓不断,遇到这种情况应考虑是不是青春期功能失调性子宫出血。青春期功能失调性子宫出血是由于下丘脑-垂体-卵巢轴功能尚未完善,卵巢功能不稳定,加之少女情绪容易波动及各种精神因素刺激等,使神经和内分泌系统功能失调,影响子宫内膜,发生异常出血所致。一旦出现青春期功能失调性子宫出血,要及时请医生进行诊治。

少女月经周期不准,家长不必过于担忧和恐惧,因为心理因素也会影响月经周期的规律性,如情绪波动、环境改变、学习紧张等,对这些因素适应了以后,月经周期就会恢复正常。所以,少女要正确认识月经周期的影响因素,了解这方面的知识,不要整天忧心忡忡,而要以平静的心态对待每次月经的来潮。

10. 月经来潮与阴道出血有什么不同

月经来潮与阴道出血是两个不同的概念。月经来潮是一种生理现象,是专指子宫内膜有规律性的剥脱出血;而阴道出血则泛指整个生殖道或其他脏器因病变而出血,然后由阴道流出,它属于病理现象,往往是疾病的一个征象。区别两者性质不同的出血,有助于疾病的早期诊治。那么,如何区别月经来潮与阴道出血呢?

(1)月经来潮不伴有其他疾病症状,体格检查未见异常;而病理性的阴道出血常常可以发现生殖器官疾病或其他疾病,并且可以伴随着腹痛、白带异常、尿频、发热、晕厥等各种各样的病症。

(2)月经来潮出血呈规律性,大部分人经血量第一天少,第2～3天多,以后逐渐减少而停止,需3～7天不等;而病理性的阴道出血没有规律性,呈持续状,量或多或少,有时可以发生休克,有的人有接触性出血史,即同房时有出血现象。

(3)月经血呈暗红色,其中含有宫内膜、宫颈黏液、阴道上皮细胞,一般不凝固;而病理性阴道出血颜色不定,可呈暗褐色,也可呈鲜红色,血液多凝固,其中的组织物排出也各不相同。

需要指出的是,病理性阴道出血可以表现为月经过多、经期延长,因此有时往往很难与月经来潮区别,所以凡遇到自己不能判断出血属生理性还是病理性时,要及时请教医生。

11. 中医是如何认识月经的

月经是女性所特有的生理现象,因为月月如期,所以称为"月经"。中医学又把月经周期性的出现比作月亮的盈缺有期及潮汛到来有时,故又称之为"月事、月汛、月候、经候、经事"等。

《素问·上古天真论》中说:"月子七岁,肾气盛,齿更发长;二七而天癸至,任脉通,太冲脉盛,月事以时下,故有子;三七肾气平均,故真牙生而长极;四七筋骨坚,发长极,身体盛壮……七七任脉虚,太冲脉衰少,天癸竭,地道不通,故形坏而无子也。"肾气旺盛,天癸产生,任脉与冲脉旺盛,各方面相互协调,然后产生月经。当代医家罗元恺指出:"肾-天癸-冲任-子宫构成一条轴,成为女性生殖功能与性周期调节的核心,这与现代医学提出的下丘脑-垂体-卵巢轴有不谋而合之处,两者不能简单地画等号,但可相互参照理解"。

中医认为，月经的产生是肾-天癸-冲任-子宫轴在全身脏腑、经络、气血的协调作用下，子宫定期藏泄的结果。肾藏精，为先天之本，元气之根，肾在月经产生的过程中起主导作用。天癸是肾中精气充盈到一定程度时的产物，具有促进性腺发育而至成熟的生理效应，是促使月经产生的重要物质。由于月经的主要成分是血，心主血脉；肝主藏血、调节血液、疏导气机，脾主统血和生化血气，气为血帅，血赖气以周流；肺主一身之气；肾藏精，精生血，血化精，精血同源；故月经是否正常，与五脏有着密切的关系。

冲任二脉均起自胞中，冲脉又称血海，同女性的月经有密切关系。任脉主一身之阴经，为十二经之海，又为妊养之本，主胞胎。在天癸的作用下，任脉所司之精、血、津液均趋于旺盛。冲脉则广聚脏腑之血，并下注于子宫，使月经来潮。子宫主月经与孕育，具有定期藏泄的功能，在肾气盛的基础上，子宫逐渐发育，到天癸至之时，冲任广聚精血，血海满盈，下注子宫，则月经开始来潮；又在肝、肾等脏腑的调节下，形成定期藏泄的规律，使月经一月一潮，依期而至。

中医认为，月经的产生不是生殖脏器局部的作用，而是涉及全身多脏腑、多经络，并有天癸和气血参与的协同作用的结果。其中以肾为主导，天癸是促使月经产生的重要物质，冲任则在肾与天癸的作用下，把肝、脾、心、肺等脏腑之精、津、气、血输注于子宫，使之行使月经的功能。

12. 中医所说的天癸是什么，与月经有何关系

天癸是关系到人体生长发育和生殖的一种阴精，男女皆有，来源于先天之肾气，又赖后天水谷之精气以滋养，逐渐发展成熟而存在于体内，经过30多年以后，随着肾气的逐渐虚衰而竭止。女性在14岁左右天癸至，促进其生长、发育，出现女性之体态，同时通过冲任二脉，促使血海充盈，子宫发育，并有月经来潮，当女

性到了 49 岁左右,肾气由盛而衰,真阴不足,则天癸竭,故而导致冲任血海空虚,月经闭止,生殖功能随之消失。

清代医家马玄台在注释《素问》时说:"天癸者,阴精也,盖肾属水,癸亦属水,由先天之气蓄极而生,故谓阴精为天癸也。"清代医家张志聪也说:"天癸,天一所生之癸水也。"说明天癸是属阴、属水的一种物质,乃人身的体液之一。《景岳全书·阴阳篇》也明确指出:"元阴者,即无形之水,以长以立,天癸是也,强弱系之,故亦曰元精。"所谓无形之水,是对有异于肉眼可以看见者,如血液、尿液、汗液、唾液、泪液、精液等有形之体液而言,认为体液除了肉眼可以看见者外,还有一种肉眼看不见而客观存在于体内的微量体液,故曰无形之水,天癸是其中之一种。这种体液虽然肉眼看不见,但与人体的强弱关系甚大,谓之"以长以立,强弱系之"。天癸之作用与现代医学所说的生殖系统的内分泌激素似有相同之处,所以说天癸是先于月经存在并促使其来潮的一种物质,与妇女月经和生殖能力相伴始终。

13. 什么是月经病,主要包括哪些疾病

月经病是指月经的期、量、色、质异常,以及伴随月经周期出现明显不适症状为特征的一类妇科疾病。月经病居女性"经、带、胎、产"四大疾病之首,是困扰女性朋友健康的常见病、多发病,严重影响着患者的工作、学习和生活。

月经病的临床表现形式多种多样,中西医有着不同的分类方法。中医学所说的月经病,主要包括以月经周期异常为主的月经先期、月经后期、月经先后无定期、闭经,以行经期异常为主的经期延长,以经量异常为主的月经过多、月经过少,月经周期、经期及经量均异常的崩漏,伴随月经周期出现的痛经、经行头痛、经行眩晕、经行呕血、经行衄血、经行口糜、经行呕吐、经行泄泻、经行水肿、经行风疹块、经行声嘶、经行感冒、经行发热、经行身痛,以及绝经前后诸证(绝经期前后出现的与绝经期生理、病理有关的症候)。

西医所称的月经病,主要是指功能失调性子宫出血、痛经、闭经、经前期紧张综合征、围绝经期综合征、上节育环后月经失调、人流后月经失调等。此外,西医所称的子宫内膜异位症、多囊卵巢综合征、盆腔淤血综合征等,其主要症状虽然表现有某些月经病的症候,但又不全属于月经病的范畴。

14. 月经病的发病原因有哪些

月经病的发病原因复杂多样,中西医有着不同的认识。中医认为,月经病的发生主要是因气血虚弱、肝郁气滞、瘀血阻滞、血热妄行以及肾气亏虚所致;西医则认为,月经病的发生与内分泌功能失调、卵巢问题及器质性病变或药物等的影响有关。

(1)中医病因

①气血虚弱。素体亏虚,过度劳倦,损伤脾气,气血生化之源不足;或大病、久病、大出血或长期慢性出血,都可使气血不足而发生月经病。如脾气统摄无权,可致月经先期量多,或崩中漏下;若冲任血少,胞脉空虚,可致月经后期、量少或闭经、痛经。

②肝郁气滞。平素性情急躁,肝气抑郁,血行不畅,冲任阻滞,可致月经后期、量少、痛经、闭经。如疏泄失职,气血蓄溢失常,则可引起月经先后不定期;若肝郁脾虚,土受木抑,还可导致经行泄泻。

③瘀血阻滞。气为血帅,气滞日久,则瘀血停留,或因感受寒冷,血为寒凝,胞脉阻闭,即可发为月经后期、量少、痛经或闭经。若证情历久,瘀血不去,新血不得归经,又可导致崩漏。

④血热妄行。素体阳盛,过食辛辣,内蕴邪热,或肝郁化火,热迫血行,则能引起月经先期、量多,或崩漏下血;若气火炎上,载血上行,还可引起经行吐衄。

⑤肾气亏虚。先天不足,体质虚弱,或早婚多产,损伤肾气,冲任亏虚,则可致月经量少或闭经;如肾失闭藏,冲任不固,又可引起崩漏下血;妇女随着年龄的增长肾虚逐渐显现,若肾虚阴阳

13

不得维系,可引起绝经前后诸证。

(2)西医病因

①内分泌功能失调。主要是下丘脑-垂体-卵巢轴的功能不稳定或有缺陷,内分泌功能失调,即出现月经病。

②卵巢功能异常。育龄期女性月经不调一般都是因为卵巢黄体功能不强,常表现为有周期,但周期缩短,或者月经量比较多。

③器质性病变或药物。包括生殖器官局部的炎症、肿瘤及发育异常、营养不良、颅内疾病;其他内分泌功能失调,如甲状腺功能异常、肾上腺皮质功能异常及糖尿病、席汉病、肝脏疾病、血液疾病等。使用治疗精神病的药物、内分泌制剂或采取宫内节育器避孕者均可能发生月经不调。某些职业,如长跑运动员容易出现闭经。此外,某些妊娠期异常出血也往往被误认为是月经不调。

15. 导致月经病的生活因素有哪些

生活起居与月经病有着十分密切的关系,恰当的生活起居有利于月经保持正常的规律,不良的生活习惯,如饮食不节、劳逸失度、房劳损伤、情志失调、起居失常等,均易诱发月经病。

(1)饮食不节:饮食不节致病主要有饥饱失常和饮食偏嗜(包括过寒、过热)两个方面。人体赖水谷精微以化生气血,若饥不得食,渴不得饮,气血生化之源匮乏,气血得不到及时补充,脏腑功能低下,从而引发月经病,如月经后期、月经量少、闭经、经行色淡质稀、经行眩晕等。尤其是在哺育婴幼儿时期的妇女,在生产工作中与男子一样参与,而在家庭中又承担着较为繁重的劳动,往往简单地吃上一点即忙碌家务,以致营养摄入不足,从而导致月经病的发生。

人以五谷五味为养,饮食适当调配才能使营养丰富全面,若过于偏食某些食物,不但营养不全面,还会伤害脏腑功能,导致阴阳偏盛偏衰,发生各种月经病。若过食生冷,则易寒伤脾阳,导致寒湿内生,使气血凝聚,可出现月经后期、闭经、痛经、经行泄泻等;若过食辛热助阳之品,使热邪蕴郁,热扰胞宫,损伤冲任,可致月经先期、月经量多、崩中漏下、经行衄血等。

(2)劳逸失度:劳逸失度主要包括劳力过度、劳心过度及安逸过度等。劳力过度,强力劳作,易耗伤气血,而诱发月经之期、质、色、量发生异常或引起经行并发症的发生。若劳心过度,思虑无穷,易使阴血暗耗,经行之际营血益亏,心血亏虚,神失所养,每可引起经行失眠、经行心悸、经行眩晕等月经病。过度安逸对身体健康也十分有害,若有逸无劳,则气血运行不畅,脾胃功能低下,饮食减少,体力减退,同样可引起许多月经病的发生。

(3)房劳损伤:房劳损伤乃指纵欲无度。恣纵情欲是健康之大敌,房事不加节制,势必大伤阴精,破坏机体内部的阴阳平衡,从而导致疾病的发生。在临床中有不少的经量、经质、经色的异常与一些经行并发症,就是由于房劳损伤所造成,故此务须注意节欲。

(4)情志失调:长期的心情不愉快,或者突然的精神创伤,如丧事、失恋、惊恐、工作矛盾等,容易引起气机郁滞,气血运行失常,引起月经紊乱或闭经。现代医学认为,其原因主要在于月经受卵巢功能的控制,而卵巢功能又受脑垂体和下丘脑的控制,当受到各种刺激后,可以使下丘脑-垂体-卵巢内分泌的关系发生变化,使卵巢内分泌功能失常,而致月经不调,严重时可发生闭经。

(5)起居失常:经常日夜倒班工作,以及长期夜间作业、流动性工作如出差等,都可致使脏腑功能紊乱,气血不足或运行失常,下丘脑-垂体-卵巢内分泌的关系发生变化,使卵巢内分泌功能失常,而致月经不调。此外,生活无规律,入睡无定时,过度娱乐等,也可引起气血紊乱和卵巢内分泌功能失常而导致月经病。

16. 诊断月经病的一般步骤有哪些

要正确诊断月经病,必须详细询问病史,做好体格检查,同时,要结合辅助检查,重视鉴别诊断。中医诊断则应在四诊合参、明确病名的前提下,详加辨证,以辨明其不同的证型。

(1)询问病史:详细询问病史,首先是询问月经周期长短及经期时间,经血量的多少,经色的深浅,经质的稀稠。同时,要询问发病的原因,如有无情志异常、劳累,有无口服避孕药及激素类药物,有无人工流产史、上节育环等宫腔操作手术。另外,还要注意询问患者年龄、孕产史及一般健康状况,如有无慢性肝病、血液病及代谢性疾病,除外非妇科因素引起的月经病表现等。

(2)体格检查:要做好体格检查,包括全身的发育及营养状况,有无出血点,测量血压、脉搏等。有性生活史的患者可做妇科检查,主要了解子宫发育情况、生殖系统有无炎症及肿瘤等。

(3)辅助检查:诊断月经病需要做的辅助检查较多,临床常用的有以下几种。

①测定基础体温。可了解雌激素及孕激素水平,还可了解本次月经周期有无排卵,做以上检查时需要患者连续测定 2~3 个月经周期,通过前后对比才能考查到激素水平的变化,如果一次月经周期中基础体温呈双相变化,即在月经后半期平均体温较前半期上升 0.3℃~0.5℃,基础体温双相后能保持 12 天以上才下降,月经来潮,说明黄体功能尚好。相反,如不能维持 12 天,则说明黄体功能不良。

②宫颈黏液涂片。可了解雌激素及孕激素水平,还可了解本次月经周期有无排卵,由羊齿状结晶转变为椭圆体,说明本次月经周期有排卵。

③阴道脱落细胞学检查。如以中层细胞为主,说明雌激素水平尚低,通过连续观察发现细胞由中层细胞逐渐变为表层细胞为主,其中角化细胞数目逐渐增加达到 40%~60%,说明雌激素水平已达较高水平。

④诊断性刮宫检查。必要时行诊断性刮宫了解子宫内膜情况,根据病理报告了解子宫内膜有无分泌期改变,可了解有无排卵,若分泌不足,则黄体功能欠佳;子宫内膜呈囊性增生、腺型性

增生,可诊断为功能失调性子宫出血。

⑤B超检查。通过B超检查了解子宫有无肌瘤、子宫内膜厚度、附件上有无包块等。

⑥宫腔镜检查。通过宫腔镜检查,可直接观察到子宫腔内有无肉膜和息肉、黏膜下子宫肌瘤等。

⑦内分泌功能检查。检查内分泌功能,如雌激素、孕激素、促卵泡生成素、促黄体生成素、雄激素、泌乳素等,以了解内分泌功能情况。

⑧其他检查。除上述检查外,还应根据病情的需要检查血红蛋白、血小板计数、出血时间、凝血时间及肝功能、肾功能、甲状腺功能等。

(4)鉴别诊断:由于月经病的表现复杂多样,并且常伴有其他疾病,所以在确立月经病的诊断时,还应注意掌握其诊断标准,重视鉴别诊断,以避免诊断失误。

(5)中医诊断:辨证论治是中医特色的优势,在明确西医诊断的前提下,中医还应四诊合参,详加辨证,以确立其中医病名,辨明其属于何种证型,以便制订适宜的治则和方法。

17. 怎样知道自己得了月经病

月经应有正常的周期、经期、经血量、经色和经质,凡是月经的期、量、色、质异常,以及伴随月经周期出现明显不适症状的妇科疾病,均称之为月经病。例如,正常的月经周期为28天±7天,若周期<21天或>35天,均属不正常;正常的经期应为3～7天,如果经期<3天或>7天也属月经病范畴。另外,未满10周岁月经来潮者,为早发月经;15岁以后初潮者,为迟发月经,也属月经病。如果经血量>80毫升,或<30毫升,均为经血量异常。经血色过淡、过暗,经质过稠或过稀,也均为异常的月经。此外,一些伴随月经周期出现的腰痛、头痛、烦躁、水肿等,也可诊断为月经病。需要注意的是,有少数妇女身体并无特殊不适,2个月月经来

潮1次为并月,3个月来潮1次为居经,1年月经来潮1次为避年,另有终身无月经来潮却受孕者为激经,这些个别现象若经妇科检查无明显异常者,一般不视为病理现象。

由上可以看出,要想知道自己是不是得了月经病,需要从月经时间、经量多少、月经颜色、月经性状及自身不适等方面来考虑。

(1)月经时间:如果月经提前或推后1周,而无其他不适,仍属正常月经,月经来潮后一般在3~7天干净也是正常的。但是如果平时月经很正常,无其他明显的特殊诱因,出现月经超前或推迟7天以上,应考虑是否月经先期或月经先后不定期等病变。

(2)经量多少:经量一般在30~60毫升;如果每次月经量<30毫升,或>80毫升,应考虑月经过少、月经过多、崩漏等。

(3)月经颜色:正常的经血应是暗红色的;如果是鲜红色、紫红色或淡黄色、咖啡色均属不正常,应考虑是否因气滞、血瘀、血热等病因诱发月经病。

(4)月经性状:正常的月经稍带黏性,并夹有少许子宫内膜碎片及小血块;如果月经血又黏又稠,或清稀如水,或夹有较多血块,应注意是否有子宫肌瘤、贫血等。

(5)自身不适:一般正常的月经期可有一些不适;但如果症状较明显,如痛经、经前水肿、经行情志异常等,均属病态,应及时就医。

18. 何谓月经不调,是怎样引发的

凡是月经的周期或经量出现异常者,称为"月经不调"。《妇科玉尺》中说:"经贵乎如期,若来时或前或后,或多或少,或月二、三至,或数月一至,皆为不调。"所以,月经不调有以月经周期改变为主的月经先期、月经后期、月经先后无定期、经期延长和以经量改变为主的月经过多、月经过少等。月经不调是常见的妇科疾病,除经期、经量的异常改变外,常伴有经色、经质的变异,临证时应结合经色、经质进行辨证施治。

中医认为，月经不调是由于感受外邪、情志所伤、生活困扰、瘀血壅滞及体质因素等所引发的。例如，饮食失常、劳累及思虑过度，导致脾虚统摄血液功能失常；或感受热邪，血热妄行导致月经先期。又如，涉水淋雨，或贪凉饮冷，感受寒邪，血行不畅；或忧思抑郁，气机不畅不能行血；或久病体虚，蓄血不足，冲任血虚，可导致月经后期。此外，情绪紧张或抑郁，肝气失于调畅，亦可导致月经先后不定期等。

西医认为，月经不调是指功能失调性月经紊乱，主要是由于神经、内分泌失调引起的子宫内膜异常出血。因为人体的月经是由下丘脑-垂体-卵巢，即所谓的"性轴"来调节的，其中任何一个环节出现病变，均可导致功能失常，发生月经先期、月经后期、月经先后无定期、经期延长等月经不调。

19. 人工流产后为什么会引起月经不调

绝大多数妇女能在人工流产术后 1 个月来月经，第一次恢复月经的时间可能提前几天或错后几天，均属正常现象，此后月经应当规律。虽然做人工流产的绝大多数妇女都没有什么不良反应，但由于体质不同，也有极少数妇女对药物或人工流产会有些反应，有少数人出现月经不调甚至闭经。如手术后恢复不佳，有子宫颈粘连、子宫腔粘连或子宫内膜功能层严重损伤，这时会出现月经不调，如月经后期、经血量过少，甚至闭经（人工流产引起的闭经也叫创伤性经闭），或出现月经无周期，几天 1 次，1 个月中没有几天干净等。人工流产后之所以会引起月经不调，其原因主要有以下几个方面。

（1）环境变化、精神因素及营养失调等，可以影响中枢神经系统，从而抑制下丘脑、垂体、卵巢和子宫的功能。当身体受到内外界因素的严重干扰时，如过分紧张、恐惧、忧伤、劳累、气候变化及手术等时，都可通过神经内分泌系统导致月经异常，这是人工流产后月经失调的主要原因之一。

(2)人工流产术后内分泌突然改变，尤其是胎盘绒毛膜促性腺激素骤然消失，使卵巢一时不能对垂体前叶促性腺激素发生反应，因而出现月经不调。

(3)子宫内膜功能层受损也是人工流产后引发月经不调的重要一环，人工流产致使子宫内膜功能层受损，可导致月经延迟，甚至有一段时间闭经。

总之，人工流产后一般不会出现月经不调，一旦出现月经不调，尤其是闭经，显然属于病态，应及时到医院就诊，进行恰当的治疗。

20. 什么是月经先期，发病原因有哪些

月经周期连续 3 次提前 7 天以上，甚至一月两潮者，称为月经先期，亦称之为"经期超前"或"经早"。月经先期相当于西医的月经失调中的月经过频，属于以周期异常为主的月经病。如月经周期每次仅超前 3～5 天，且无其他明显不适症状，属正常范围；月经偶尔超前 1 次者，虽提前日期较多，但下次月经按期来潮，亦不作月经先期论。月经先期常合并月经过多，严重者可发展为崩漏。

中医认为，月经先期的发病主要是血热迫血妄行，或气虚不能固摄冲任所致。血热者，素体阳盛或过食辛烈助阳之品；或情志抑郁，郁而化火；或久病失血伤阴，阴虚阳盛，热迫血行，冲任不固，致经血先期而下。正如《丹溪心法》中所说："经水不及期而来者，血热也。"气虚所致月经先期者，由于饮食失节，或劳倦过度，损伤心脾，以致脾虚气弱，统摄无权，冲任不固，而致月经先期而潮。如《景岳全书·妇人规》中说："若脉证无火，而经早不及期者，乃心脾气虚，不能固摄而然。"

西医认为，引发月经先期的原因是黄体功能不足。黄体功能不足主要由神经内分泌调节功能紊乱、黄体细胞功能不足、血清

泌乳素过高或过低、前列腺素的影响、运用促排卵药造成黄体功能不全,以及子宫内膜黄体酮受体缺乏或反应不良、子宫内膜炎症或子宫内膜结核,造成假性黄体功能不全所致。

21. 什么是经期延长,发病原因有哪些

月经周期基本正常,行经时间延长 7 天以上,甚至淋漓不净达半月之久者,称为经期延长,亦称"月水不断"或称"经事延长"。相当于西医之功能失调性子宫出血的黄体萎缩不全,或子宫内膜修复延长(卵泡期出血)、子宫内膜炎等。

中医认为,经期延长的发生主要是冲任不固所致,与肝、脾、肾关系密切,临床以气虚和血热引发者为常见。气虚者,素体中气不足,或劳倦伤脾,脾气益虚,失于统摄,冲任不固,而致经血淋漓不净。正如《妇人良方大全》中所说:"妇人月水不断,淋漓腹痛,或因劳损气血而伤冲任。"血热者,素体阴虚,或房事不节,或孕产过多,精血内耗,阴虚内热,热扰冲任,经血失守,以致经事淋漓。另外,也有因愤怒伤肝,疏泄失度而致月水不断者,正如王孟英所言:"有因热而不循其常度者。"

西医认为,经期延长多为功能性病变,常因下丘脑-垂体-卵巢轴之间的调节失衡,内分泌功能紊乱所致。例如,黄体萎缩不全,导致子宫内膜不规则剥脱而引起经期延长,或月经来潮后雌激素水平偏低,使子宫内膜的修复迟缓而致月经延长。

22. 什么是月经先后无定期,发病原因有哪些

月经不按周期来潮,或前或后 1~2 周,无一定规律,连续 3 个周期以上者,称为月经先后无定期,亦称之为"月经愆期"。月经先后不定期相当于西医的月经失调,属于以周期异常为主的月经病。月经先后无定期患者表现无一定规律,可以连续提前 2 个周期,又往后延 1 次;也可以连 2 个周期推后,又提前 1 次,或前后

错杂。青春期初潮后 1 年内及围绝经期月经先后无定期者,如无其他情况,可不予治疗。

中医认为,月经先后无定期的发生主要是气血不调,冲任功能紊乱,血海蓄溢失常所致。而导致气血不调的原因与肝肾关系密切,临床以肝郁、肾虚为多。肝郁者,肝司血海而主疏泄,宜条达,若情志抑郁,或愤怒伤肝,致使肝气逆乱,疏泄失司,冲任失调,血海蓄溢失常,则发月经先后无定期,疏泄过度则月经先期而至,疏泄不及则月经后期而来,遂成愆期。肾主闭藏,若素体肾气不足,或房事不节,或孕育过多,损伤冲任,以致肾气不守,闭藏失职,冲任功能紊乱,血海蓄溢失常,则发月经周期错乱,出现月经先后无定期。

西医认为,月经先后无定期是由于卵泡发育不良或下丘脑、垂体功能不足,引起排卵后黄体功能不足,表现在黄体期缩短或黄体萎缩不全,出现月经周期缩短或经期延长,此类患者多发生在育龄妇女。

23. 什么是月经后期,发病原因有哪些

月经周期每月推后 7 天以上,甚至 40～50 天一潮,经期正常,连续 3 次以上者,称为月经后期,亦称"经期退后、经期错后、迟经"。月经后期相当于西医的月经失调中的月经稀发,属于以周期异常为主的月经病。如仅延后 3～5 天,且无其他不适者,不作月经后期论;若偶见延后一次,虽推迟日期较多,但下次来潮仍然如期者,亦不属病态。在青春期初潮后 1～2 年,或进入围绝经期者,月经时有延后,但无其他症候者,也不作为月经后期之病。月经后期如伴经血量少,常可发展为闭经。

中医认为,月经后期之发生有虚有实。虚者,由于机体营血不足,血海空虚,不能按时满溢;实者,经脉不通,冲任受阻,气血运行不畅,因而后期。临床常见的月经后期有血寒、血虚和气滞,血寒者,经行之际,过食生冷,或冒雨涉水,感受寒邪,搏于冲任,

血为寒凝,则属实寒后期;或因素体阳虚,阳虚生内寒,寒则脏腑气机不行,影响血的生成,冲任血虚,血海不能按时而满,则属虚寒后期,正如《景岳全书·妇人规》中所说:"凡血寒者,经水必后期而至。"血虚者,因久病体虚,或长期慢性失血,或产乳过多,数伤其血,或饮食劳倦伤脾,生化之源不足,营血衰少,至冲任血虚,血海不能按时满盈,经水因而后期,如《丹溪心法》所云:"过期而来,乃是血虚。"气滞者,素多抑郁,气滞不宜,血行不畅,冲任受阻,以致经行后期,正如《万病回春》所谓:"经水过期而来紫黑成块者,气郁血滞也。"

西医认为,月经稀发的原因较为复杂,主要是因为卵巢的排卵功能障碍,与雌激素、孕激素失调有关。

24. 诊断月经后期应注意什么问题,应与哪些疾病相鉴别

(1)注意问题:首先是排除妊娠的可能性,因为凡是月经来潮的妇女,不论既往月经是否规律,是否有孕产史,是否在服避孕药、已上节育环或节育手术后,只要有性生活,都有可能妊娠,其原因是无论哪种避免措施,都没有百分之百的成功率。因此,凡有月经后期现象发生,尽管既往也经常发生类似情况,还是应该首先到医院检查是否已妊娠。特别是绝育术后妇女行输卵管再通后极易发生输卵管妊娠,更需及早发现,及时治疗,否则输卵管妊娠破裂后造成腹腔内大出血,处理不当可引发生命危险。

(2)鉴别诊断:月经后期在排除妊娠的可能性的同时,还需注意与先兆流产、异位妊娠、围绝经期月经及崩漏相鉴别。

①先兆流产。先兆流产的阴道出血往往较正常经血量少,伴有腰部酸痛,小腹下坠疼痛,个别妇女还有恶心、呕吐等早孕反应,这时通过查尿绒毛膜促性腺激素可加以鉴别,尿绒毛膜促性腺激素阳性者就是妊娠。有些早期流产的患者阴道出血量可等同于或大于正常经血量,并有膜样或肉样组织物排出,多伴有小

腹部阵发性疼痛,其血或尿绒毛膜促性腺激素均可为阳性,因此可与月经后期相鉴别。

②异位妊娠。异位妊娠即宫外孕,多有停经后阴道少量出血,下腹隐痛不适,B超检查宫腔内没有胎囊,而其附件处可以有包块或孕卵。如果宫外孕破裂,还可伴有剧烈腹痛,肛门下坠,头痛,呕吐,甚至晕厥、休克。此时查血、尿绒毛膜促性腺激素为阳性,与月经后期尿绒毛膜促性腺激素阴性可鉴别。

③围绝经期月经。围绝经期妇女的月经可出现逐渐延后,并进一步发展为绝经,此为正常的生理现象,不属于月经后期的范畴。

④崩漏。崩漏是由内分泌紊乱造成的阴道不规则出血,可有月经延后不至的现象,但一般是停经与阴道出血、淋漓不尽交替出现,没有正常的月经周期,而月经后期是存在一定的月经周期及规律的,因此可与崩漏相鉴别。此外,多囊卵巢综合征的患者一部分可表现为月经后期,而另一部分则可表现为崩漏,可由月经后期逐渐发展而来。

25. 什么是月经过少,发病原因有哪些

月经周期基本正常,而经量明显减少,或行经时间缩短,甚或点滴即净者,称为月经过少,亦称之为"经水涩少",一般经血量少于30毫升者为经血过少。月经过少相当于西医的幼稚子宫、子宫发育不良、性腺功能低下、子宫内膜结核等引起的月经量少。

中医认为,月经过少的发病机制有虚有实,虚者多为营阴不足,血海空虚,实者多为冲任受阻,血行不畅所致,临床常见的有血虚、肾虚、血瘀3种类型。血虚者,久病或大病后,阴血不足,或饮食劳倦伤脾,生化之源不足,以致冲任不盛,血海不足,而致经行量少,正如《万氏妇科》中所说:"瘦人经水来少者,责其血虚也。"肾虚者,禀赋先天肾气不足,或因多产房劳,冲任劳损,血海不盈,以致月经量少。血瘀者,多因寒邪客于胞宫,以致经脉阻

滞，血行不畅，而月经量少。

西医认为，经血量少的发病原因主要与子宫因素、卵巢因素、下丘脑垂体因素及手术损伤、药物作用等有关。子宫因素者，有子宫发育不良、子宫内膜结核、子宫内膜炎等；卵巢因素者，主要是卵巢功能早衰或单纯性性腺发育不全；下丘脑垂体因素者，主要是下丘脑促性腺释放激素或垂体促性腺激素分泌下降或失调；手术损伤引起者，多因人工流产刮宫过深或宫腔电灼术等，损伤了子宫内膜的基层或导致子宫腔粘连等；至于药物作用，多由于长期服用某些药物，如口服避孕药，可引起经血量减少，甚至闭经。

26. 经血量过少需与哪些疾病相鉴别

(1)激经：激经是指个别妇女在怀孕后月经仍按月来潮，一般出血量较未孕时明显减少。因有正常的周期性出血，许多妇女往往认为没有怀孕而不进行检查，此时查血、尿绒毛膜促性腺激素为阳性即可鉴别。

(2)先兆流产：先兆流产者阴道出血量往往较正常经血量少，可伴有轻度小腹胀痛、腰痛，并可有恶心、呕吐等早孕反应。与经血量过少不同的是先兆流产者一般均有停经史，另外查血、尿绒毛膜促性腺激素阳性。同时，经血量少者一般月经周期规律、没有停经史，即使有月经延长的情况，查血、尿绒毛膜促性腺激素为阴性即可区别。另外，还可查 B 超，先兆流产者子宫腔内可见胎囊，而经血量少者没有胎囊。

(3)内科疾病：贫血、营养不良、肝硬化、代谢性疾病(如甲状腺功能亢进)等，均可导致经血量少，经血量少只是这些疾病的一个症状。通过全身查体、B 超、血常规、肝功能、甲状腺功能等检查，可以鉴别。

(4)赤带：赤带是指白带中带有血丝，并不是真正的月经来潮，可由内分泌紊乱、盆腔炎症、宫腔炎症、宫颈炎症导致。因此，当发现偶尔出现经血量少时,可到医院行妇科检查,以排除是否因宫颈炎症造成的接触性出血、宫腔息肉出血等。另外,赤带者还有规律的月经周期,正常的经血量,因此可与经血量少相鉴别。

27. 什么是月经过多,发病原因有哪些

月经的周期、经期基本正常,经血量明显超过正常月经者,称为月经过多,又称经水过多。一般认为经血量以 30~60 毫升为正常范围,>80 毫升即为经血过多。月经过多相当于西医的排卵型功能失调性子宫出血引起的经血过多(如黄体萎缩不全),或子宫肌瘤、子宫腺肌症、子宫内膜异位症、子宫肥大症等引起的经血过多。

中医认为,月经过多的发病机制主要是气虚或血热,因气为血帅,血随气行,气虚则摄纳无权,血失统摄,血热则迫血妄行,流溢失常,均可致月经过多。气虚者,多因体质素弱或久病伤脾,中气不足,经行之际,气随血泄,气虚日甚,冲任不固,不能摄血,以致月经过多,此乃《坤元是保》所说的"冲任虚衰,气不固也"。血热者,素体阳盛,阳盛则热,或七情过激,郁而化火,或过服暖宫之药,以致血分蕴热,热迫血行,因而月经量多,正如《妇科玉尺》中所云:"经来过多不止,平日瘦弱,常发热者,由火旺也。"

西医认为,黄体萎缩不全,雌激素、孕激素不能迅速下降,子宫内膜脱落不全,可导致经血量增多。也有研究认为,经血过多与子宫内膜纤维蛋白溶解活性增强、子宫内膜的闭合和凝血过程受到抑制有关,其中可能还与子宫局部前列腺素升高有关。至于子宫肌瘤、子宫腺肌症、子宫内膜异位症、子宫肥大症等,也是引起月经过多的常见原因。

28. 经血量过多需与哪些疾病相鉴别

引起经血量过多的原因复杂多样,为了正确诊断经血量过多,经血量过多需与早期流产、功能失调性子宫出血及其他容易

引起经血量多的疾病相鉴别。

（1）早期流产：早期流产及完全流产患者阴道出血往往较多，可超过正常经血量或超过 2～3 倍，完全流产者出血可在数日内停止，与正常的月经期相同，因此有时难与经血量多区别。经血量过多与早期流产主要是从以下几个方面鉴别：首先，流产者多有停经史，并伴有阵发性腹痛，而经血量多者一般月经周期规律，平时没有痛经的患者也不会发生腹痛；其次，查血、尿绒毛膜促性腺激素为阳性是流产的重要诊断依据，而经血量多者绒毛膜促性腺激素为阴性，这是两者的最重要鉴别点。

（2）功能失调性子宫出血：功能失调性子宫出血虽然可出现经血量多，但因为没有孕激素的作用，出血往往不能在数日内停止，并且出血量时多时少，时有时无，没有一定的周期性，而经血量过多者虽然阴道出血量多，但周期及经期基本正常，出血能够自行停止。

（3）其他容易引起经血量多的疾病：血小板减少造成凝血功能障碍，血压升高可造成出血量多，甲状腺功能异常引起内分泌紊乱等，都可造成出血量多。因此，发现经血量多时，应做全面身体检查，以排除诸如白血病、慢性肝病等其他容易引起经血量多的疾病。此外，还应注意子宫内瘤、子宫腺肌症、盆腔的炎症及上节育环术后，均可造成经血量多。因此，在诊治时要明确经血量多的原因，对症治疗。

29. 什么是功能失调性子宫出血，临床分为几种类型

功能失调性子宫出血亦称功能性子宫出血，简称宫血，是指调节生殖的神经内分泌机制失常，而非生殖器官本身的器质性病灶或全身疾病所引起的子宫异常出血。功能失调性子宫出血表现为卵巢无排卵或虽有排卵，但卵泡或黄体发育异常，性激素合成与分泌失调，导致子宫内膜发育异常。

功能失调性子宫出血可分为无排卵型和排卵型两种类型,无排卵型常见于卵巢开始成熟的青春期和开始衰退的更年期,由于下丘脑-垂体-卵巢轴功能失调,致使不能促进卵泡排卵造成,这种类型最多见,占功能失调性子宫出血的80%～90%。排卵型发生于生育年龄,可见于流产或分娩后,虽然有排卵,但由于内分泌调节尚未恢复,以致出现功能失调性子宫出血。

无排卵型功能失调性子宫出血主要的特点是月经周期紊乱,经期长短不一,出血量时多时少,甚至大量出血,有时先有短时间停经,以后发生大量持续不断出血,以致使病人误认为自己是有过流产,但并没有组织排出。无排卵型功能失调性子宫出血的病人妇科检查无明显异常,基础体温呈单相,宫颈黏液涂片可见不同等级的羊齿状结晶,子宫内膜检查有增殖期改变。

排卵型功能失调性子宫出血的临床特点是尚有规律的月经周期,但又有两种不同的表现。一种是黄体发育不健全,这类患者基础体温表现双相,但是黄体期<12天或基础体温上升幅度<0.5℃,因此月经周期缩短,容易发生不孕或流产;另一种是黄体萎缩不全,这类患者基础体温也是双相,但高温相持续时间延长,因此月经持续时间延长,月经前后有淋漓不断的出血,于月经第五天刮宫仍可有分泌期子宫内膜。

30. 功能失调性子宫出血需要做哪些检查

一般来说,功能失调性子宫出血根据月经失调的病史和检查,在排除生殖器官疾病和全身出血性疾病以后,即可做出诊断。由于功能失调性子宫出血是由于内分泌功能失调引起的,所以需要通过一些有关检查来了解内分泌的功能情况和出血类型。功能失调性子宫出血常用的检查方法有以下几种。

(1)测量基础体温:这是识别有无排卵和黄体功能是否正常的一个简便而实用的方法。正常有排卵月经的妇女,基础体温呈双相型,即排卵前体温较低,排卵后体温上升 0.3℃～0.5℃。无排卵型功能失调性子宫出血的妇女,基础体温呈单相型(无前低后高现象)。排卵型功能失调性子宫出血的妇女,基础体温呈双相型,但是排卵后体温缓慢上升或上升的幅度偏低,也可能是下降缓慢,时间较长,表现黄体功能不全。

(2)子宫颈黏液检查:宫颈黏液的分泌受卵巢激素的影响,通过检查宫颈黏液可以了解卵巢的功能情况。

(3)阴道脱落细胞涂片检查:阴道上皮细胞受卵巢激素的影响,有周期性变化,故通过阴道脱落细胞检查能间接地了解卵巢功能。

(4)子宫内膜病理检查:通过刮宫取子宫内膜做病理检查,无排卵型功能失调性子宫出血的子宫内膜只有增殖期改变而无分泌期变化,而排卵型功能失调性子宫出血的子宫内膜呈分泌不良现象或在月经期第五天刮出的子宫内膜仍有分泌期形态改变。

31. 青春期功能失调性子宫出血是怎么回事

青春期是生殖器官从幼稚向成熟过渡的阶段,一般在 13～18 岁。所谓青春期功能失调性子宫出血,是指女性月经初潮之后(一般指 13～18 岁之女性),由于下丘脑-垂体-卵巢轴尚不成熟、功能尚不完善,加之受诸如精神紧张、环境改变、营养不良等因素的影响,致使月经不调,出现阴道不规则出血,经量或多或少,或淋漓不断者,中医称之为"室女崩漏"。

中医认为,肾主生殖、藏精,是月经产生的主导,故谓经水出自于肾。青春期身体仍处于快速生长发育时期,由于肾气始盛,尚未充实,天癸初至,冲脉、任脉的气血充盈和流通尚未稳定,容易受体内外各种因素之侵扰,致使脏腑功能紊乱,引发诸如肝肾阴虚、脾肾阳虚、气虚不摄、血热妄行等病理变化,导致经血非时而下,经量或多或少,或淋漓不断,而呈现崩漏之证,所以也称之为"青春期崩漏"。

西医认为,青春期功能失调性子宫出血是无排卵型功能失调性子宫出血的一种类型,是由于初潮后的少女,由于下丘脑和垂体的调节功能未臻成熟,他们与卵巢间尚未建立稳定的周期性调节和正负反馈作用造成的。由于青春期少女下丘脑-垂体-卵巢轴尚不成熟、功能尚不完善,极易受外界因素,如精神过度紧张、环境改变、气候骤变、情志异常、营养不良等的影响,不能建立规律排卵,卵泡虽然能发育但无排卵,因而没有黄体形成。增生的子宫内膜脆弱易损,因为没有孕激素的维持作用,创面血管缺乏周期性收缩,一处修复,另一处又出血。加上本身的雌激素水平较低,修复功能不良,导致月经紊乱,出现阴道不规则出血。

青春期功能失调性子宫出血临床表现为初潮后月经稀发,短时停经后突发不规则性月经过多,经期延长,淋漓不止。青春期功能失调性子宫出血常需治疗后才能止血,个别出血不止者还可因失血过多造成严重的贫血。

32. 哪些疾病容易误诊为功能失调性子宫出血

功能失调性子宫出血可发生于妇女从初潮至绝经的任何时期,但以青春期及更年期多见,其临床表现有多种形式。一般表现为闭经一段时间以后出血不止,也有的患者表现为经血过多、过频、过长或不规则的出血。功能失调性子宫出血除子宫出血外,尚可出现不同程度的贫血现象,以及由于贫血而引起的一系列临床症状,如头晕、乏力、水肿、腰酸、心悸、疲倦等。

诊断功能失调性子宫出血并不困难,但有些疾病与功能失调性子宫出血有相似的临床表现,容易误诊,临床中应注意区别。就临床来看,以下疾病容易误诊为功能失调性子宫出血。

(1)全身性疾病:高血压,因血压过高,造成子宫出血量多;血液病,如血小板减少性紫癜、再生障碍性贫血、白血病,导致经血量多且不止；严重的肝脏疾病、肾疾病、甲状腺功能亢进、甲状腺功能低下，均能影响卵巢激素的代谢而引起子宫出血。

（2）生殖系统器质性病变：如子宫肌瘤、子宫腺肌症、子宫内膜炎、子宫结核、子宫内膜息肉，以及一些恶性病变，如子宫内膜癌、绒癌、功能性卵巢肿瘤等，均可造成子宫不规则出血，可能会误诊为功能失调性子宫出血。

（3）妊娠并发症：如流产、早期宫外孕、滋养细胞疾病、胎盘残留、子宫复旧不良等，均可造成不规则的子宫出血。

（4）其他：如生殖器的炎症也可引起月经不调，上节育环术后、服用避孕药不当、性激素药物治疗不当，均可引起不规则子宫出血，容易与功能失调性子宫出血混淆而误诊为功能失调性子宫出血。

33. 什么是崩漏，发病原因有哪些

妇女不在行经期间阴道大量出血，或持续下血，淋漓不断者，称为崩漏，亦称"崩中漏下"。一般以来势急、出现量多的称"崩"，出现量少或淋漓不净的为"漏"。崩与漏的临床表现虽然不同，但其发病机制则一样。在疾病发生、发展过程中，常可互相转化，如血崩日久，气血大衰，可变成漏，久漏不止，病势日进，亦能成崩。正如《济生方》所云："崩漏之疾，本乎一证，轻者谓之漏下，甚者谓之崩中。"崩漏是多种妇科疾病所表现的共有症状，如功能失调性子宫出血、女性生殖器炎症、肿瘤等所出现的阴道出血，都属崩漏的范畴。

中医认为，崩漏的发生主要是冲任损伤，不能制约经血所致，正如《诸病源候论》中所说："崩中之状，是伤损冲任之脉。冲任之脉，皆起于胞内，为经络之海，劳伤过度，冲任气虚，不能制约经血。"引起冲任损伤的原因以血热、血瘀、脾虚和肾虚为多见。血热者，素体阳盛，或感热邪，或过食辛辣助阳之品，或情志过激，肝火内炽，热伤冲任，迫血妄行，致成崩漏。血瘀者，经期产后，余血未尽，或夹外感，或夹内伤，瘀血内阻，恶血不去，新血不得归经，而致崩漏。脾虚者，素体脾虚，或忧思不解，或饮食劳倦，损伤脾气，气虚下陷，统摄无权，冲任不固，致成崩漏。肾虚者，素体肾气不足，或因早婚、房劳伤肾，以致封藏不固，冲任失摄，成为崩漏。

西医的功能失调性子宫出血是崩漏之最常见的疾病，正常月经周期有赖于下丘脑-垂体-卵巢轴的调节及大脑对其控制和反应，功能失调性子宫出血的原因是促性腺激素或卵巢激素在释出或平衡方面的暂时性变化。机体内外许多因素，如精神过度紧张、恐惧、忧伤、环境和气候骤变，以及全身性疾病，均可通过大脑皮质和中枢神经系统影响下丘脑-垂体-卵巢轴的相互调节，营养不良、贫血及代谢紊乱也可影响激素合成、转运和对靶器官的效应而导致月经失调，出现崩漏。此外，女性生殖器炎症、肿瘤等导致的阴道出血，亦可呈现崩漏之证。

34. 中医通常将崩漏分为几种证型

崩漏发病缓急不同，出血新久各异，根据其发病机制和临床表现的不同，中医通常将崩漏分为血热、血瘀、脾虚、肾虚型。在肾虚型中又有肾阴虚和肾阳虚之不同。

（1）血热：主要表现为阴道突然大量下血，或淋漓日久，血色深红，口干喜饮，头晕面赤，烦躁不寐，舌质红，苔黄，脉滑数。

（2）血瘀：主要表现为出血淋漓不断，或突然下血量多，夹有瘀块，小腹疼痛，拒按，瘀块排出后则疼痛减轻，舌质暗红或舌尖有瘀点，脉沉涩或弦紧。

（3）脾虚：主要表现为暴崩下血，或淋漓不净，色淡质薄，面色㿠白或虚浮，身体倦怠，四肢不温，气短懒言，胸闷纳呆，大便溏薄，舌体胖嫩或有齿印，苔薄润或腻，脉细弱或芤。

（4）肾虚（肾阴虚）：主要表现为出血量少或淋漓不断，色鲜红，头晕耳鸣，五心烦热，失眠盗汗，腰膝酸软，舌质红，苔薄少或无苔，脉细数无力。

(5)肾虚(肾阳虚):主要表现为出血量多或淋漓不断,色淡红,精神萎靡,头目虚眩,畏寒肢冷,面色晦暗,尿频而长,大便溏薄,舌质淡,苔薄白,脉沉细或微弱,尺脉尤甚。

35. 什么是痛经,如何区分原发性痛经和继发性痛经

月经是女性进行青春期后出现的一种生理现象,有不少女性在月经来潮前后或月经来潮期间有些不舒服,如轻度腰酸、下腹坠胀感、乳房发胀、轻度水肿及情绪不安、注意力不集中、容易疲劳等,但并不影响日常生活和工作,不属于病态,不需要进行治疗。但也有少数女性,每逢月经前后或正值月经期出现难以忍受的下腹部疼痛,甚至影响生活和工作,这种现象称为痛经,亦称之为经行腹痛。痛经者下腹痛常为阵发性或持续性伴阵发性加剧,有时放射到会阴、肛门及腰部,常伴有恶心呕吐、尿频、便秘或腹泻,严重时腹痛剧烈、面色苍白、手足厥冷。腹痛常持续数小时或1~2天,一般均在经血流畅后慢慢减轻、消失。

严格来说,痛经只是一种临床症状,痛经一般分为原发性疼痛和继发性痛经。原发性痛经又称功能性痛经,即未发现患者生殖器官有任何器质性病变,但因某些原因而造成痛经发生。原发性痛经最常见于 25 岁以下未婚未产的女性,月经初潮排卵周期建立后才出现痛经,以后逐渐加重,婚育后常能自愈。继发性痛经又称为器质性痛经,主要指因生殖器官发生器质性病变而引起的痛经。最常引起继发痛经发生的妇科疾病有子宫内膜异位症、子宫腺肌症、子宫黏膜下肌瘤、子宫颈内口或宫腔粘连、子宫颈管狭窄、生殖道畸形、放置节育环以及盆腔炎等。

原发性痛经和继发性痛经有时很难区分。例如,原发痛经患者数年后又因合并有生殖器官病变而使痛经加重,此时很难判定疼痛是由原发痛经或是继发痛经引起。也有另外一种情况,即原本诊断为原发痛经的患者,实际患有较轻度的子宫内膜异位症,

后经腹腔镜检查,方明确了疾病而随即诊断为继发性痛经。总之,原发性痛经与继发性痛经仅仅是痛经的不同类型,两者之间有时很难从临床做出准确的鉴别。

36. 中医如何认识痛经的病因病机

中医认为,痛经的主要发病机制是气血运行不畅,因经水为血所化,血随气行,气充血沛,气顺血和,则经行畅通,自无疼痛之患。若气滞血瘀或气虚血少,则使经行不畅,不通则痛。就引起气血运行不畅的原因而言,主要有以下几个方面。

(1)气滞血瘀:多由情志不舒,肝郁气滞,气机不利,不能运血畅行,血行受阻,冲任经脉不利,经血滞于胞中而作痛。

(2)寒湿凝滞:经期冒雨涉水,游泳,感寒饮冷,或坐卧湿地,寒湿伤于下焦,客于胞宫,经血为寒湿所凝,运行不畅,滞而作痛。

(3)气血虚弱:平素气血不足,或大病久病之后,气血两亏,行经以后,血海空虚,胞脉失养,而致疼痛;或体虚阳气不振,运血无力,经行滞而不畅,导致痛经。

(4)肝肾亏损:素体虚弱,肝肾本虚,或因多产房劳,以致精亏血少,冲任不足,经行之后,血海空虚,不能滋养胞脉,故使小腹虚痛。

痛经的特点是经行小腹疼痛,并随月经周期而发作。《景岳全书·妇人规》中说:"经行腹痛,证有虚实,实者,或因寒滞或因血滞,或因气滞;虚者,有因血虚,有因气虚;凡妇人经行作痛,夹虚者多,全实者少。"根据疼痛发生的时间、性质,痛经有寒、热、虚、实之别。一般以经前、经期疼痛者属实,经后痛者为虚。痛时拒按属实,喜按属虚。得热痛减为寒,得热痛剧为热。痛甚于胀,血块排出疼痛减轻者为血瘀,胀甚于痛为气滞。绞痛、冷痛属寒,刺痛属热。绵绵作痛或隐痛为虚。

37. 中医通常将痛经分为几种证型

痛经以行经前后，或正值行经期间，小腹及腰部疼痛，甚至剧痛难忍为突出表现。痛经总由气血运行不畅、不通则痛，但不通之原因多种多样。根据痛经发病机制和临床表现的不同，通常将痛经分为气滞血瘀、寒湿凝滞、气血虚弱和肝肾亏损 4 种基本证型。

(1)气滞血瘀：主要表现为经前或经期小腹胀痛，行经量少，淋漓不畅，血色紫暗有血块，或呈腐肉片样，块下则疼痛减轻，胸胁乳房作胀，舌质紫暗，舌边或有瘀点，脉沉弦。

(2)寒湿凝滞：主要表现为经前或经行小腹冷痛，甚则牵连腰脊疼痛，得热则舒，经行量少，色暗有血块，畏寒便溏，舌质淡，苔白腻，脉沉紧。

(3)气血虚弱：主要表现为经期或经净后，小腹绵绵作痛，按之痛减，经色淡，质清稀，面色苍白，精神倦怠，舌质淡，苔薄少，脉虚细。

(4)肝肾亏损：主要表现为经后小腹隐痛，经来色淡量少，腰脊酸楚，头晕耳鸣，舌质淡红，苔薄少，脉沉细。

38. 闭经是怎么回事

月经是女性的一种生理现象，大凡女性年逾 18 岁，仍不见月经来潮，或曾来过月经，但又连续闭止 3 个月以上者，称之为闭经。其中前者称为原发性闭经，后者为继发性闭经。有的少女初潮后一段时间内有停经现象和围绝经期停经与绝经，以及妊娠期或哺乳期暂时性的停经等，都属生理现象，不作闭经论。也有的女性由于生活环境的突然改变，偶见一两次月经未见来潮，又无其他不适者，亦不作闭经论。至于先天性无子宫、无卵巢、无阴道或处女膜闭锁等器质性病变所致的闭经，非药物治疗所能奏效，不属本书讨论的范围。

闭经的发病原因复杂多样，中医学将引起闭经的原因归纳起来,认为不外虚实两端。虚者多因先天不足,或后天损伤,以致肝肾不足,或气血虚弱,导致血虚精少,血海空虚,无余血可下,但也有阴虚血燥而致闭经者;实者多因邪气阻滞,如气滞血瘀、痰湿阻滞等因素,导致脉道不通,阻碍经血下行而引发。西医学认为正常月经周期是由下丘脑-垂体-卵巢轴各个环节的内分泌功能所调节,如果任何一个环节发生障碍,就会发生月经失调,有时导致闭经。

子宫性闭经的原因在子宫,月经调节功能正常,卵巢有功能,但子宫内膜对卵巢不能产生正常的反应,故称子宫性闭经。卵巢性闭经的原因在卵巢,卵巢性激素水平低落,子宫内膜不发生周期性变化而致闭经,如先天性卵巢发育不全、卵巢功能早衰等引起的闭经,就是卵巢性闭经。垂体性闭经的主要病变在垂体,垂体前叶的器质性疾病或功能失调,可影响促性腺激素的分泌,从而影响卵巢导致闭经。下丘脑闭经是最常见的一类闭经,由于下丘脑功能失调而影响垂体,进而影响卵巢而引起闭经,这类闭经病因复杂,可由于中枢神经器质性病变、精神因素、全身性疾病、药物和其他分泌功能紊乱而引起。

39. 西医如何对闭经进行分类

月经是伴随卵巢周期性变化出现的子宫内膜周期性脱落及出血的现象,这是女性所特有的生理现象,如果月经停止不来,则为闭经。闭经仅是妇科临床中的一种常见症状表现,能导致闭经的原因有很多,西医对闭经也有多种分类方法。

(1)按发生原因:按发生的原因闭经分为生理性闭经和病理性闭经。生理性闭经见于妊娠期、哺乳期、青春期、绝经后,病理性闭经由各种疾病引起。

(2)按发病年龄:按发病的年龄可分为原发性闭经和继发性闭经。原发性闭经指年满18岁或第二性往已发育成熟2年以上的女子月经仍未来潮者,多由先天性疾病或童年期疾病引起;继发性闭经指已有规律的月经周期,由于某些原因而停止行经达3个月以上者。

(3)按发病部位:按发病的部位闭经可分为子宫性闭经、卵巢性闭经、垂体性闭经、下丘脑性闭经。

(4)其他:下生殖道的畸形,如阴道横膈、处女膜闭锁,阻碍了来自子宫腔经血的流出,还可造成局部积血及假性闭经,患者有周期性下腹痛,下腹、阴道及外阴肿,肛门坠胀,便秘,尿频,小便困难等,应及时到医院检查。确诊后,在麻醉下做一个横膈或处女膜切开手术,经血流出后即可治愈。

40. 闭经分为几度,怎样正确诊断闭经

(1)闭经的分度:闭经分度是应用性激素或促性雌激素后,观察有无子宫撤药性出血,以了解子宫内膜、卵巢或脑垂体的功能状态,协助闭经定位及估计治疗效果来进行的,共分为2度。

①Ⅰ度闭经。孕激素试验阳性,即在应用孕激素后子宫有撤药性出血。提示卵巢能分泌一定量的雌激素,子宫内膜已受雌激素影响,下丘脑-垂体-卵巢轴尚有一定功能,这类闭经患者治疗效果较好,称为Ⅰ度闭经。

②Ⅱ度闭经。雌激素试验阳性,即在雌激素应用第12天后加用孕激素10天,撤药后有子宫出血,说明子宫内膜对雌激素有反应,但体内雌激素水平低下,卵巢功能减退,这类闭经患者治疗效果较差,称为Ⅱ度闭经。

(2)闭经的诊断:闭经是一种症状,引起闭经的原因有很多,可能是由内分泌紊乱所致,即下丘脑-垂体-卵巢之间的功能失调,也可能是这些器官与子宫的器质性病变,故在治疗时必须寻找病变部位,明确诊断。闭经常通过询问病史、体格检查、内分泌检查来进行诊断。

①询问病史。对原发性闭经者,要了解其生长发育过程及幼年健康状况。如为继发性闭经者,要了解其月经史、分娩哺乳史,

以及闭经前有无精神刺激、环境改变、过度劳累、刮宫及产后大出血等。

②体格检查。全身检查时要了解闭经者身高、体重和第二性征发育情况,妇科检查要了解其有无生殖器官畸形等。

③内分泌检查。除了上述询问病史和一般的体格检查外,还要做一些内分泌方面的检查,以了解闭经者下丘脑、垂体、卵巢及子宫内膜情况。通过测量基础体温和检查阴道脱落细胞,以了解其卵巢功能情况。通过诊断性刮宫、雌激素和孕激素试验,以了解其子宫内膜情况。另外,还可做垂体功能、甲状腺功能和肾上腺功能等方面的检查。

41. 中医如何认识闭经的病因病机

闭经是指女性年逾 18 岁,仍不见月经来潮,或曾来过月经,但又连续闭止 3 个月以上者。中医认为,引发闭经的原因复杂多样,但归纳起来不外虚、实两端。虚者多因肝肾不足,精血两亏,或因气血虚弱,血海空虚,无余血可下;实者多因气滞血瘀,痰湿阻滞,冲任不通,经血不得下行,而致闭经。

(1)肝肾不足:先天肾气不足,天癸未充,或多产房劳,损及肝肾,以致精亏血少,冲任失养,造成经闭。正如《医学正传》所说:"月水全借肾水施化,肾水既乏,则经血日以干涸。"

(2)气血虚弱:饮食劳倦,损伤脾气,化源不足,或因大病、久病,或产后失血伤津,或因久患虫疾伤血,冲任血少,血海空虚,发为闭经。正如《兰室秘藏》中所云:"妇女脾胃久虚,或形羸气血俱虚,而致经水断绝不行。"

(3)气滞血瘀:郁怒伤肝,肝气郁结,气机不利,血滞不行;或经期、产后血室正开,调摄失宜,外感寒邪,内伤生冷,血为寒凝,气机不利,冲任受阻,而致闭经。此外,也有因环境改变而致经闭者。

(4)痰湿阻滞:肥胖之人,多湿多痰,或脾阳失运,湿聚成痰,

痰湿滞于冲任,胞脉闭塞,而致月经不行。如《妇科切要》所谓:
"肥人经闭,必是痰湿与脂膜壅塞之故。"

42. 中医通常将闭经分为几种证型

尽管闭经以月经闭止为突出表现,但其伴随症状多种多样。
闭经之证型有虚、实两类,一般以胸胁胀痛,小腹胀痛者为实;头
晕、肢软、纳差、心悸、失眠,腹无胀痛者为虚。根据闭经发病机制
和临床表现的不同,中医通常将闭经分为肝肾不足、气血虚弱、气
滞血瘀、痰湿阻滞 4 种基本证型。

(1)肝肾不足:主要表现为月经超龄未至,或初潮较迟,量少
色红或淡,渐至闭经,头晕耳鸣,腰膝酸软,口干咽燥,五心烦热,
潮热汗出,面色暗淡或两颧潮红,舌质红或淡,苔少,脉细弦或
细涩。

(2)气血虚弱:主要表现为月经由后期量少而渐至停闭,面色
苍白或萎黄,头晕目眩,心悸怔忡,气短懒言,神倦肢软,或纳少便
溏,唇舌色淡,脉细弱或细缓无力。

(3)气滞血瘀:主要表现为月经数月不行,精神抑郁,烦躁易
怒,胸胁胀满,少腹胀痛或拒按,舌质紫暗或边有瘀点,脉沉弦或
沉涩。

(4)痰湿阻滞:主要表现为月经停闭,形体肥胖,胸胁满闷,呕
恶痰多,神疲倦怠,带多色白,舌质淡。苔白腻,脉滑。

43. 何谓经行水肿,中医怎样认识其病因病机

女性每逢经期或经行前后,出现面目、四肢水肿,月经过后自
行消退者,称为经行水肿,亦称经来水肿。中医认为,水肿的发生
主要责之于脾肾两脏,同时与肝郁气滞、气滞血瘀、水道通调受阻
等也有密切关系。《内经》中有"诸湿肿满,皆属于脾,肾者,胃之
关也,关门不利,故聚水而从其类也"之论述。脾为水之制,肾为

水之本,一主运化,一主开合,脾肾两虚可致水湿蕴聚,泛滥横溢,形成水肿。

(1)脾失健运:素体脾虚,或饮食劳倦、思虑伤脾,或久居湿地,或经期冒雨涉水,湿气内浸,经行时气血下注冲任,气随血泄,脾气更虚,运化失司,水湿不化,泛溢于肌肤,而成水肿。

(2)肾气不足:平素体弱肾虚,或多产、房劳,损伤肾气,行经之时血气下注于冲任,阴盛于下,肾气肾阳更虚,不能化气行水,水湿泛滥肌肤,则出现水肿。

(3)肝郁脾虚:情志抑郁,肝失条达,疏泄无权,气行不畅,木郁侮土,脾虚气滞,健运失司,不能通调水道,水湿蕴郁,宣泄不利,溢于肌肤,而致水肿。

(4)气滞血瘀:情志损伤,气机不利,碍血畅行,气血运行不畅,月经以通畅为顺,气滞血瘀,阻碍气机,血壅经隧,滞而为肿。

44. 何谓经行发热,中医怎样认识其病因病机

女性每逢经期或经行前后,出现以发热为突出症状的称为经行发热,又称经病发热。经行发热之特点是与月经相伴而发,若偶尔一次月经期间出现发热者,则不属经行发热之范畴。中医认为,经行发热主要是由于经行期间气血营卫失调所致,与阴虚内热、气血虚弱、血热内盛、瘀热内阻及肝郁气滞等密切相关。

(1)阴虚内热:平素阴血不足,或房劳多产,或大病久病耗伤阴血,经行之时血注胞宫,营阴愈虚,虚热内生,致经行或经后发热。

(2)气血虚弱:平素气血不足,或劳倦思虑伤脾,或病后失养,气血虚弱,经行气随血泄,其气更虚,气血阴阳失调,而致发热。

(3)血热内盛:阳盛之体,或嗜食辛辣之物,热伏冲任,或情志不畅,肝郁化火,复值经期冲任旺盛,气火内炽,血热随冲气上逆,发散于外,以致经前发热。

（4）瘀热内阻：产后恶露停留，或经血未尽之时，外感六淫或内伤七情，致瘀血滞于胞宫，于经行之际，因瘀阻于胞宫，气血逆乱，营卫失调，而致经行发热。

（5）肝郁气滞：情志所伤，肝气郁结，久而化热，不得发散，热伏冲任，经前冲气旺盛，热随冲气上逆，发为身热。

45. 何谓经行吐衄，中医怎样认识其病因病机

月经是女性的一种正常生理现象，有的女性每逢月经来潮前1～2天，或正值经行时，或经后1～2天，出现有规律的呕血或衄血，每伴随月经周期发作，常可导致月经减少或不行，似乎月经倒行逆上，中医学称之为经行吐衄，也叫倒经、逆经。此乃西医所说的代偿性月经、代替性月经。

中医认为，经行吐衄的主要发病机制是血热气逆。因为气为血帅，血随气行，气热则血热而妄行，气逆则血逆而上溢。就导致血热气逆，经血妄行的原因来说，临床常见的有肝经郁火与肺肾阴虚2种情况。

（1）肝经郁火：平素情志抑郁，肝气怫逆日久，相火内盛，火炎气逆，迫血上溢。因肝主藏血而司血海，冲脉附于肝，经行之时，冲气较盛，随肝气上逆，气升则血升，上溢而为吐衄。正如《傅青主女科》中所说："经未行之前一、二日，忽然腹痛而吐血，人以为火热之极也，谁知是肝气之逆乎。夫肝之性最急，宜顺而不宜逆，顺则气安，逆则气动。血随气为行止，气安则血安，气动则血动。"

（2）肺肾阴虚：平素阴亏血弱，阴亏则阳旺，而生内热，虚火无制而上炎，致迫血妄行。或素嗜辛香燥烈之品，冲任蕴热，经行之时，冲气较盛，火随血动，灼肺伤津，血络受损，而为吐血或衄血。如《叶天士女科》所云："经不往下行，而从口鼻中出，名曰逆经，此由过食椒姜辛热之物，热伤其血，则血乱上行。"

46. 何谓经行头痛,中医怎样认识其病因病机

女性每逢经期或经行前后,出现以头痛为突出症状的称为经行头痛。经行头痛是女性月经期常见的一种病症,其特点是与月经相伴而发,若偶尔一次月经期间出现头痛,则不属经行头痛之范畴。经行头痛病之轻者并无大碍,严重者不仅影响其学习、工作和生活,还可对其身心健康造成不良影响。

中医认为,经行头痛的发生主要是由于气血不调所致。如果女性一向血虚,月经期气血更虚,脑失所养;或情志内伤,气郁化火;或瘀血内阻,脉络不通;或痰湿中阻,清窍被蒙等,都可导致经行头痛的发生。

(1)血虚:平素身体虚弱,或久病失血,或脾虚化源不足,导致阴血不足,经期经血下注冲任,则血虚更甚,不足以濡养清窍,以致头痛。

(2)肝火:平素肝阳偏亢,或情志内伤,肝气郁结,郁而化火,经行时阴血下注冲任,肝血不足,则肝火更旺,肝火随冲气上逆头巅,而致头痛。

(3)血瘀:情志不畅,肝失条达,气血运行不畅,瘀血内停,经期冲气夹瘀血上逆,脑络不通,清窍阻塞,"不通则痛",而致头痛。

(4)痰湿:身体肥胖,痰湿内盛,或因饮食劳倦,损伤脾胃,脾虚失运,痰湿内生,经前冲任血盛,气机失宜,清阳不升,浊阴不降,痰浊上扰清窍,遂致头痛。

47. 何谓绝经前后诸证,中医怎样认识其病因病机

妇女在49岁左右,月经开始终止,称为绝经或经断。有部分妇女在绝经前后,出现一些与绝经有关的症状,如经行紊乱,头晕耳鸣,心悸失眠,烦躁易怒,烘热汗出,五心烦热,水肿便溏,腰酸

骨楚,倦怠乏力,甚或情志异常等。这些症候往往三三两两,轻重不一的综合出现,有的可延续 3～5 年,甚至更长一段时间,此即绝经前后诸证,亦称为经断前后诸证。相当于西医之围绝经期综合征或更年期综合征。

绝经前后诸证之各种症状是逐渐出现的,症状的多少与其严重程度有很大的差异,影响症状严重程度的因素也有很多。最有特征性的绝经前后诸证的症状是潮热,主要与性激素水平的下降有关,同时包括自主神经系统功能失调和血管舒缩不稳定症状。西医学认为绝经前后诸证的出现主要与卵巢功能衰退,体内雌激素水平降低,以及机体本身衰老的变化有关,卵巢功能衰退与机体本身衰老因素交织在一起,致使神经内分泌功能不稳定的综合征出现,同时绝经前后诸证与患者的精神心理状态及个人的体质、遗传因素、地理环境等也密切相关。

中医认为,绝经前后诸证的发生与绝经期前后的生理特点有密切关系。妇女 49 岁前后,肾气由盛渐衰,天癸将竭,冲任二脉气血也随之而衰少。在生理转折期,受内外环境诸因素的影响,易致肾气渐衰,肾阴阳失调,冲任不足而发病。肾为先天之本,肾的阴阳失调,每易波及其他脏腑,其他脏腑的病变,久之必然累及于肾,所以绝经前后诸证的根本在于肾,肾虚是致病之本,同时常累及心、肝、脾等,致使症候复杂。就临床来看,绝经前后诸证有肾阳虚、肾阴虚或肾阴阳俱虚之不同表现,而以肾阴虚最为多见。

48. 何谓经前期综合征,有哪些表现

许多女性在月经期前出现各种的不适症状,这些不适症状多种多样,程度亦轻重不一,严重者甚至影响正常学习、工作和生活。经前期综合征亦称经前期紧张综合征,就是指这种反复发生于月经期前的诸如头晕、头痛、胸胁胀闷、烦躁易怒、失眠、乳房胀痛等的一组症状,一旦月经来潮或行经后症状即可消失,这些症状的出现与消失是有规律和周期性的,而周期又是与月经同频的。

发生经前期综合征占育龄妇女的 2.5%～5%。经前期综合征的发生多与内分泌及精神心理因素有关,其症状表现可多达上百种,这些症状基本上分为两大类,即体质方面和精神、心理、行为方面。最常见的有乳房胀痛,乳头痛,下腹坠胀,头痛,四肢酸懒、沉重,体重增加感,大便习惯改变等。常见的精神、心理、行为异常的症状有烦躁易怒,思想不集中,情绪不稳定,抑郁,消沉,以及食欲、性欲和情感的变化,严重者甚至厌倦生活,有自杀倾向,有时还会引发婚姻或家庭矛盾,以及社会交往中的麻烦。

经前期综合征的上述诸症状均非持续存在,而是伴随月经周期有规律地反复出现在来月经之前,其出现的时间和表现形式有以下几种:症状约从经前 1 周开始,由轻到重,月经来潮第一天,症状则明显减轻或消失;症状从经前 10～14 天(即刚刚排卵后)就开始,由轻到重,并一直持续至月经来潮;月经中期(即排卵期)出现 1～2 天不适,然后症状消退 3～4 天,至月经前 1 周左右症状又开始出现且逐渐加重,月经来潮后症状消退;于经前 2 周(即刚刚排卵后)即出现症状,迅速加重并一直持续至月经干净。

49. 经前期综合征的病因是什么

经前期综合征是妇女在月经前期出现生理上、精神上和行为的改变,很显然,对经前期综合征诸如头晕、头痛、胸胁胀闷、烦躁易怒、失眠等如此众多的症状很难用一种病因学理论来解释,通常认为经前期综合征的发生与环境与精神因素、黄体酮缺乏、中枢神经递质 β-内啡肽释放异常及维生素 B_6 缺乏等有关。

(1)环境与精神因素:经前期综合征的发生可能与心理因素、合并有其他的精神疾病,如躁狂抑郁症等有关。研究发现,由于环境的压力,造成约 12% 的女性在不同的月经周期反复发生经前期综合征。

(2)黄体酮缺乏:有研究表明,经前期身体与精神的症状与其尿中黄体酮的代谢产物有关,临床医师应用孕激素拮抗药米非司酮(RU486),可导致经前期综合征的出现,这些均提示孕激素代谢异常,可能是经前期综合征的病因之一。经前期综合征患者在黄体期,黄体酮水平下降,使雌激素水平相对过高而产生一系列的症状。

(3)中枢神经递质 β-内啡肽释放异常:在黄体晚期,体内中枢神经递质 β-内啡肽的水平急剧下降,形成一个快速撤退反应,可引起人体疲劳、紧张、忧虑及攻击行为等。

(4)维生素 B_6 缺乏:维生素 B_6 是合成多种中枢神经递质的辅酶,在维生素 B_6 缺乏的部分女性表现为抑郁症,因此推测经前期综合征患者可能也存在维生素 B_6 缺乏。

直至目前,尚无确定的单一病因可以解释经前期综合征的全部表现,因此认为经前期综合征是多因素造成的。

50. 如何正确诊断与预防经前期综合征

(1)经前期综合征的诊断:由于经前期综合征的病因尚不确定,又无明确的化验检查作为诊断标准,所以建立确切的诊断较难。但根据其发病的特点,可确定以下几项诊断要点。

①经前期综合征必须发生在有排卵的月经周期。

②症状的出现必须是在黄体期(月经来潮以前)而不是在卵泡期(来月经以后)。

③应排除其他原因的精神心理异常。

④应排除其他疾病及药物的影响。

上述前 2 项的确定主要靠患者详细病史及前瞻性的记录,对有反复出现经前期症状病史的患者,应建议患者自己做 2～3 个月经周期的详细记录,测基础体温,记录症状的特征和出现的时间,以明确是否有排卵及症状是否出现在黄体期,详细的病史可帮助排除其他原因的精神心理异常及其他疾病或药物的影响。体格检查对诊断亦很重要,目的是除外其他病理情况,如乳腺疾病或其他妇科疾病,如痛经、妇科炎症、子宫内膜异位症、早绝经等,体检亦可发现其他精神心理异常及可产生水肿、乏力等症状的其他慢性病,或服用某些药物后的反应。

(2)经前期综合征的预防:经前期不适多与内分泌及精神因素有关,要预防经前期综合征,消除经前期不适,首先要学会控制情绪,保持精神愉快。精神紧张的妇女,每天听听舒缓轻柔的乐曲,可以陶冶性情。必要时可服用谷维素、复合维生素 B、维生素 C 及逍遥丸等。要注意进行适当的体育锻炼,以调整大脑的功能,提高机体的抵抗力。多吃新鲜蔬菜和水果对经前期不适也有较好的预防效果。此外,生活要有规律,要保证充足的睡眠。若是属于内分泌的问题,还可在医生的指导下,于经前 10 天服用一些调整内分泌的药物。对于经前不适较严重者,应请医生诊治。少女的神经和内分泌系统的可塑性较大,充足的营养加上适当的锻炼,就可改善和增进神经和内分泌系统的完整性和协调性,对减少经前期不适、预防经前期综合征大有好处。

51. 治疗月经病为什么要重视心理因素的影响

精神情志的变化对人体的健康起着双向调节作用,不良的情绪、七情内伤是引发月经不调、痛经、闭经、崩漏等月经病的重要原因之一,保持健康的心态和良好的情绪,有助于月经病的治疗和康复。通常医生在临床中,多局限在对"病"的认识上,而忽视对"情"的理解,过分重视药物的作用而忽视精神心理因素的调节。事实上,只有对"病"和"情"都进行比较全面细致的分析和了解,将药物治疗与精神调节密切结合起来,其处理才称得上恰当、全面。中医十分强调"形神合一"的理论,在整个理论体系中贯穿着心身统一的思想,认为形体和精神是一个统一的整体,对待疾病既要治疗其身体的疾病,又要重视心理因素等内在气机变化的影响。任何原因引起的月经病,无不存在心理上的冲突,做好心理治疗,使患者保持健康的心态和良好的情绪,对月经病患者来说十分重要。通过医生的劝导解惑,以改善病人的情绪,解除其顾虑和心理冲突,提高对疾病的认识,增强战胜疾病的信心和能力,以配合治疗,达到治愈疾病的目的。《素问·保命全形论》中强调指出:"一曰治神,二曰知养身,三曰知母药为真"。把治"神"摆到了治疗疾病的首位,可见心理治疗、情志调节在疾病治疗中的重要性。在月经病的治疗中,除了服药或施术之外,心理治疗、精神调节也被视为重要的辅助治疗措施。

随着医学水平的提高,医学模式的改变,医学知识的普及,当今医患关系的观念已由被动就医向"指导—合作型,共同参与型"的模式转变,自我调治疾病越来越受到人们的重视。在临床中,每诊察一位患者,都要与病人尽可能地进行思想和心理上的沟通,一切从调动病人机体内部的积极因素出发,使病人对疾病有一个正确的认识,消除其不必要的消极心理,使病人乐观豁达,心情舒畅,树立战胜疾病的信心,从而不致沉溺于苦恼和焦虑之中而不能自拔。这些心理治疗手段,对于缓冲病人的消极反应,有较好的调节作用,并可以消除疾病与精神互为因素而造成的情志病,即病伤情,情复致病的恶性循环。愿所有的月经病患者时时都能心情舒畅,天天都有好心情。

在运用心理疗法调治月经病时,一定要言谈有度,既要使患者满怀治愈的信心,又要将短期内难以痊愈的事实加以说明,并要注意言谈的科学性、正确性和统一性,还要力争做到言而有信,以保证治疗过程的严肃性。

52. 月经病患者常有怎样的心理状态

人的精神、心理状态与疾病的发生发展密切相关,心理因素对月经不调、痛经、闭经、崩漏等月经病的治疗和康复大有影响,消除月经病患者意识中的"心理创伤",解除心理创伤对病情的干扰,是治疗月经不调、痛经、闭经、崩漏等月经病的重要一环。

由于人们对月经病缺乏足够的认识,患上月经不调、痛经、闭经、崩漏等月经病之后，有相当一部分病人不能正视自己的病情，不能从思想上正确对待，表现出多种不同的心理状态，情绪时有波动，不利于月经病的治疗和康复。保持稳定的心理状态，不被疾病所吓倒，善于自我调节，做好心理保健，对月经病的治疗和康复大有好处。月经病患者的心理状态是多种多样的，但就临床来看，恐惧、焦虑、悲观、急躁、无所谓、乱投医等类型较为多见。

月经病患者的心态随病情的变化及患者的性格特点等的不同而有较大差异，其心理状态是多种多样的。有的患者思想恐惧，担心病情恶化，害怕月经过多转变成大出血，害怕月经过少、闭经难以治愈而影响生育，恐惧崩漏随时演变成大出血而危及生命，顾及月经淋漓不断而影响日常工作和生活等，终日惶惶，六神无主，呈现恐惧型；有的患者焦虑过度，多愁善感，忧心如焚，担心从此离不开药物治疗，忧愁身体从此算是垮下了，顾及演变成不孕，担心别人嫌弃、婚姻生变，担心影响工作、前途，为疾病是否能影响以后的夫妻生活等发愁，呈现焦虑型；有的患者，尤其是功能失调性子宫出血、痛经、闭经患者，终日闷闷不乐，心情沮丧，意志消沉，悲观失望，对治疗缺乏信心和恒心，呈现悲观型；有的月经先期、月经量多、月经量少、崩漏患者，性情急躁，情绪冲动，容易发火，易于与他人争吵，终日烦躁不安，呈现急躁型；也有的由于病情不重，如月经先期、月经后期、月经先后无定期、月经量少患者及病情较轻的痛经患者，自觉症状不明显，对日常工作和生活无明显影响，而无所谓，漫不经心，呈现无所谓的态度，对医生劝告的注意事项置于耳后，不能按时服药，不重视饮食调养和起居调摄等；更有一些患者，如功能失调性子宫出血、闭经、痛经，以及月经先后不定期、月经过少的患者，患病后轻信传言，病急乱投医，跟着广告和所谓的"祖传秘方"走，到处求医，堆积用药。

对于那些本来就性格内向的月经病患者，尤其是月经不调、闭经、崩漏患者来说，忧郁的表现较为突出，对治疗疾病及生活失去信心，承受力下降，抱怨自己，感到自己给家庭和他人带来麻烦,容易产生厌世悲观的情绪;对于那些性格外向的月经病患者,尤其是痛经、闭经、崩漏患者来说,责怪他人较多,责怪家人对他照顾不耐心,生活饮食不合意,医生治疗不精心等。

53. 月经病患者应如何调整自己的心态

对月经不调、痛经、闭经、崩漏等月经病患者来说,正确对待,调整好自己的心态,保持乐观向上的心情,积极配合治疗,是促使疾病顺利康复的前提和基础。要调整自己的心态,应从以下几个方面入手。

(1)一旦罹患月经病,患者要理性面对现实,认清自己所患疾病,不要悲观失望,要保持稳定的心理状态,以平常的心态对待自己的病情。要知道只有积极治疗,月经病是完全能够顺利康复的。

(2)医生与患者共同参与、互相配合,药物治疗、饮食调养等治疗调养方法多管齐下,采取综合性的治疗措施,是提高月经病治疗效果的重要途径。患者要积极主动就医,找医生沟通,对自己的境况有一个全面了解,对治疗方案、手段及可能出现的情况有深刻的认识,与医生密切配合,争取在最佳时间得到及时全面的治疗。

(3)积极接受健康教育,增强对月经病的认识,尊重科学,不要迷信道听途说的东西,注意自我调养,从饮食调养、情志调节、起居调摄等日常生活的点点滴滴做起,全面提高自己的身体素质,促使疾病顺利康复,避免病情进一步发展和并发症的发生。

(4)要敞开心扉,积极与人沟通,消除孤独和悲观的心理,制订切实可行的生活目标,以使自己心灵有所依托,情感有所归宿,生活丰富多彩。

54. 月经病患者如何避开烦恼忧愁以保持心情舒畅

月经病患者要避开烦恼和忧愁，保持心情舒畅，做到情绪稳定。首先，应克服性格中的易激动、易焦虑的缺点，不断改善自己的性格，做到心胸开阔，凡事不能斤斤计较，要宽厚为怀，以乐观的心情去观察事物；其次，应努力创造一个宽松的工作环境及和睦的生活环境，主动与人交往，自觉审视自我，改正缺点，保持优点，培养广泛的兴趣，阅读、看电视、听音乐、从事体育活动，使生活充满乐趣；再者，要不断提高自己的心理承受能力，消除过分的喜悦、愤怒、焦虑、悲伤等因素，学会自我控制，做情绪的主人，努力提高自己的思想境界修养，使自己能在突然出现的强烈刺激面前泰然处之，尽可能保持健康愉快的心情。

消除不良情绪，保持良好的情绪的方法多种多样，如漫游在山水之间，登高临下，俯瞰大地，能使人胸襟开阔、豁达。幽静恬谧的环境使人情绪安稳，心旷神怡。音乐歌舞也有产生感化人的神情的作用，如缓慢轻悠的旋律多具有宁心安神，消除紧张焦躁情绪，镇静催眠的功效，而节奏明快的旋律多具有开畅胸怀，舒解郁闷的作用。其他如赏花、养鱼、垂钓、赏画等，也是调畅情绪，使人保持心情舒畅的好方法，月经不调、痛经、闭经、崩漏等月经病患者可根据自己的具体情况适当选择，以愉悦情志，使气血流畅，生机活泼，从而有效地排除消沉、沮丧、悲忧等不良情绪的影响。

55. 月经病患者起居养生的要点有哪些

起居养生是指通过科学合理的生活方式，来达到促进健康、调养疾病的目的。生活起居与月经不调、痛经、闭经、崩漏等月经病的发生发展有着十分密切的关系，恰当的生活起居有助于月经病的治疗和康复，月经病患者应科学地安排每一天的生活。月经病患者的起居养生，应着重注意以下几点。

（1）优化生活环境：生活在舒适和谐的环境中，人的心情愉悦，有利于疾病的康复。所以，优化月经病患者的生活环境也是促使其早日康复的有效手段。生活环境包罗的内容较为广泛，诸如家庭的卫生、居室的安排、家人的照料等均属此列。如果将患者居住在清洁整齐、温度适宜、阳光充足、空气清新、被褥整洁、幽静舒适的居室里，再加上与亲人、邻居关系和谐，以及亲人的精心照料，对病人身心疾病的早日康复大有益处。

（2）日常生活规律：月经病患者一定要做到生活有规律，每天按时睡觉，按时起床，并制订出生活时间表，养成有节奏、有规律的生活习惯，不要因为工作、社交活动、家庭琐事或娱乐破坏正常的作息时间。早晨起床后最好到室外活动一会，多呼吸新鲜空气，工作与休息要交替进行，做到劳逸结合，体力劳动后应注意充分休息，脑力劳动后应注意精神松弛。

（3）天天有好心情：对于月经病患者来说，保持心理平衡至关重要，对于不满意的人或事，要进行"冷处理"，避免正面冲突。要培养多方面的兴趣，积极参加力所能及的社会公益活动及适合自己的文化娱乐活动，也可以培养自己的一些业余爱好，如学绘画、书法、种花、养鸟、垂钓、听音乐等。良好的兴趣和爱好可以开阔胸怀，陶冶情操，缓解身心紧张劳累，对于调节情绪和保持心理平衡大有裨益。愿所有的月经病患者时时都能心情舒畅，天天都有好心情。

（4）重视饮食调养：月经病患者的饮食问题是患者及其家属普遍关心的问题，调配好月经病疮患者的一日三餐，不仅可保证营养，治疗调养月经病，对防止病情反复也有重要意义。必须讲究合理饮食，科学进餐，饮食宜清淡、易于消化、富有营养，可适当多吃蔬菜和水果，不吃或尽量少吃食辛辣刺激之食物，戒除吸烟饮酒，同时还应根据病情的需要注意用药膳、药茶进行调治。

56. 痛经患者应如何进行自我调养

(1)重视精神因素对痛经的影响，多了解一些生理卫生知识，调畅情志，自我疏导，消除对痛经的焦虑、紧张心理，充分调动主观能动性，使注意力转移，自我放松。

(2)注意经期卫生，注意勤换卫生巾和内裤，每日用温开水洗外阴，经期洗澡宜用淋浴，禁止坐浴和盆浴，同时特别注意禁止同房。

(3)保持规律化的生活起居，做到劳逸结合，起居有常，月经期不要进行剧烈的运动和过度劳累，锻炼应以散步方式为主。平时加强运动锻炼，增强体质。

(4)月经期机体抵抗力减弱，要注意防寒保暖，避免受凉，月经期间避免涉水、游泳、淋雨及用冷水洗脚和洗头，不可坐阴凉湿地。

(5)注意饮食调养，平时可适当多吃些新鲜、富含维生素的绿叶蔬菜和水果，忌食生冷、酸辣食物，不吃冷饮、凉菜等，饮食要易于消化、富有营养，同时也不可偏食。

(6)发病时应卧床休息，并将热水袋放在下腹部进行热敷，也可喝些生姜红糖茶、益母草茶之类的药茶进行调养。疼痛剧烈时可选用索米痛片、吲哚美辛等药物口服。若以上处理无效，则应到医院就诊。

57. 闭经患者应如何进行自我调养

(1)注意精神情绪的调节，减轻心理上的压力，做到乐观开朗，消除精神紧张、焦虑，保持良好的心态和稳定的情绪，以配合治疗。

(2)合理安排工作和生活，避免过度劳累，但也不能完全卧床休息，做到劳逸结合，这样可促进盆腔的血液循环，有利于病体的康复。

（3）注意防寒保暖，避免受凉，尤其要注意避免下半身受凉，如防止淋雨，不涉水，不要用冷水洗澡、洗脚、洗头，不坐阴凉湿地等。

（4）做到合理饮食，平时宜多吃新鲜蔬菜和易消化的食物，不宜进食生冷、酸辣等刺激性食物，要多喝开水，以保持大便通畅，饮食要多样化，不偏食、不挑食。

（5）积极治疗全身慢性疾病，如胃溃疡、慢性胃炎、糖尿病、甲状腺功能亢进症等，以促进消化吸收，改善营养状况。

（6）对于肥胖引发的闭经，应注意减肥，限制饮食，减轻体重，维持机体正常代谢，使内分泌功能平衡。

（7）患病要及时就医，在医生的指导下进行恰当的治疗调养，闭经患者切不可自己滥用黄体酮类药物，以免引发不良反应，滋生其他病变。

58. 女性怎样顺利度过月经期

月经来潮必然会带来一些生理和心理上的变化，如大脑易于兴奋，也易于疲劳，脾气不好，易烦躁不安，抗病能力有所下降，下腹有疼痛不适等。此外，经期子宫颈口稍稍张开，子宫内膜脱落，阴道内有经血外流，正常酸度降低，从而减弱了阴道、宫颈作为一道细菌感染的天然屏障的作用。因此，对于缺乏生活经验的女性来说，掌握经期保健知识，对顺利度过月经期是非常重要的。

（1）全身保健：经期精神要愉快，情绪要饱满，吃好睡好，避免过度疲劳；注意保暖，避免受寒着凉，因为经期御寒能力下降，寒冷会引起痛经或月经骤停，所以经期不要游泳，不要用冷水洗衣服，不要蹚水；劳逸要适度，只要没有特殊不适，可以从事力所能及的劳动，进行适当的体育活动，但不能参加重体力劳动和激烈的体育活动；经期常伴有胃肠功能的轻度改变，如出现便秘、腹泻、食欲缺乏，所以经期饮食要得当，要吃易于消化和营养丰富的饮食，不要吃生冷辛辣的食物，更不能吸烟、饮酒。

(2)局部清洁:月经期间女性应比平时更加注意保持外阴卫生,以免引起外阴、阴道、尿道发炎。每天用温水洗外阴部,最好准备专用盆,不要和别人互相串换借用,以免通过盆传染上滴虫性或真菌性阴道炎等疾病。洗外阴部的水要用干净的温开水,不要用洗过脸或洗过脚的水来洗。要选用恰当的卫生巾,内裤要勤洗、勤换。此外,大便后要从前往后擦,不要从后面往前擦,免得把脏东西带进阴道,引起发炎。月经期间最好是擦澡或洗淋浴,不要坐盆里或池子里洗澡,以免脏水进入阴道,发生感染。

59. 月经期能否进行健身锻炼

身体健康、月经正常的女性,在经期一般不会出现特殊的症状,有些妇女可出现诸如下腹部及腰骶部不适和下坠感等,但并不严重,不影响妇女正常的工作和学习。月经期间可以进行一些适当的健身锻炼,不要完全停止运动。因为月经期进行一些适当的健身锻炼,能促进体内新陈代谢,改善盆腔的血液循环,有助于减轻经期盆腔充血和减轻小腹下坠、胀痛等不适感觉。同时月经期适当的健身锻炼,能增加心理上的愉悦感,有助于调节经期心情,使之保持良好的情绪,减轻焦虑烦躁等。

当然,经期健身锻炼与平时的锻炼要有所区别,月经期应避免各种剧烈的体育活动,因为剧烈的运动会加重盆腔负担,可导致经血过多、月经期延长等。月经期一般宜进行一些较缓和、活动量不太大的健身锻炼,如做健美操、打太极拳、散步等。不宜做剧烈的、容易使腹压增高及影响经期卫生的项目,如快跑、跳跃、负重练习、游泳等。此外,健身锻炼的时间也要比平时短一些,活动量要小一些,避免出现疲劳。

有些女性在来月经时怕得要命,一步也不敢走动,整天待在房间里,有时都不去上学,情绪也变得异常烦躁易怒,不愿参加、也不敢参加适当的运动。其实,女性这样做是不利于身心健康的。整天坐着不动,使腹部受到挤压,血液不能正常流动畅行,时间长了便使血液阻塞淤滞,稍微一动,就会使血液流动骤然加快,经血量也会增多,反而会对身体造成更大的不适,而且也使情绪更加烦躁。

当然,并不是所有的月经期女性都适合进行健身锻炼,下列情况就应停止经期健身锻炼:月经期间有明显腰痛、背痛、下腹痛及全身不适者;月经周期过频、经血量过多者;有生殖器官疾病的患者。当然,一般的痛经不应停止健身锻炼,有资料表明医疗体操等健身锻炼对痛经有一定的缓解作用。

总之,妇女在月经期间,应该以适当休息为主,也可进行适当的健身锻炼,但不宜参加各种剧烈的运动,以免发生月经不调,或引发其他疾病。

60. 如何预防月经病

(1)要了解月经的生理:月经的出现是女性的一种生理现象,是女性进行青春期的标志,然而有些女性朋友由于对月经的生理知识缺乏了解,往往会产生不必要的恐惧、紧张和害羞等心理,这些不良的心理变化过度或持久地作用于机体,则可影响内分泌功能,造成气机紊乱,血行不畅,从而成为月经病之肇端。因此,女性朋友应了解和掌握一些有关月经的生理卫生知识,以避免因生理知识匮乏而造成的不良影响。

(2)做到生活起居有节:《素问·上古天真论》中说:"其知道者,法于阴阳,和于术数,饮食有节,起居有常,不妄劳作,故能形与神俱,而尽终其天年,度百岁乃去。"就是说,要保持身体健康,就要遵循一定的法度,适应自然环境的变化,在饮食、起居、劳逸等方面要有节制,方可免生疾病。女性由于生理的特殊性,在生活起居与劳作方面,要科学合理地安排,不过食生冷,不久居于寒湿之地,不过度劳累和安逸等,尤其是在月经期更应谨慎,尽量避免寒冷刺激、淋雨涉水、剧烈运动和过度精神紧张、情绪激动等。

(3)做好"五期"保健:"五期"是指女性月经期、妊娠期、产褥期、哺乳期及围绝经期,女性抗御病邪的能力有所降低,易于导致病邪入侵而发病。认真做好"五期"卫生保健,对于预防月经病的发生有着重要的意义。其保健措施主要是保持阴部清洁,劳逸适度,饮食起居有节,重视防寒保暖,避免情志刺激,节制房事生活等。只要抓好"五期"的卫生保健,就可有效地预防月经病的发生。

(4)积极参加健身锻炼:积极正确地进行健身锻炼,能够增强体质,提高机体抗御病邪的能力。健身锻炼能促进血液流通,使关节流利,气机通畅,可防治疾病。女性经常参加一些有益的体育和健身锻炼,对于预防月经病的发生也有颇多益处。

(5)保持良好精神状态:月经病的发生与不良的心态、恶劣的情绪密切相关,月经的主要成分是血,经行时阴血偏虚,肝气偏旺,情绪容易波动,若伤于七情,肝失疏泄,则常影响月经的正常来潮,或加重经行时的不适。故保持乐观向上的精神状态,做到天天都有好的心情,对预防月经病的发生大有裨益。

二、月经病的西药治疗

1. 如何正确阅读药品说明书

药品说明书包含有关药品的安全性、有效性等基本科学信息,对指导科学、合理用药有非常重要的作用,所以使用药品前要仔细正确地阅读说明书。

(1)应先阅读药品名称,尤其是通用名,复方制剂和中药还要看其成分,根据名称和成分可判断以前是否用过这种药品或同类药品,是否过敏或有过敏成分,如果是首次使用这种药品,则需要仔细阅读其他各项内容,认识到使用时需要特别注意观察疗效和可能出现的不良反应。

(2)要阅读药品的功效、药理作用、适应证和禁忌证,从中了解药品的类别、作用和适应证,看看这种药品是否适合自己所患的疾病。

(3)阅读药品的注意事项(包括孕妇和哺乳期妇女用药、儿童用药、老年病人用药),不良反应,药物相互作用,从中了解使用中需要注意的问题(如长期用药可能会产生哪些情况,能否加重某些慢性疾病等),可能出现的不良反应,与其他正在服用或可能要服用的药物是否有相互作用产生,做到使用时心中有数。

(4)阅读药品的用法用量和规格包装、储藏、有效期,以明确如何正确使用、使用时间和购买数量、保存时间和方法。

(5)注意药品生产单位,尤其是经常服药的慢性病患者,尽可能购买同一药厂生产的药品,以防止因生物利用度的变化而使疗效增强或减弱。

2. 如何用黄体酮治疗月经病

黄体酮也称孕酮、助孕素，为孕激素类药，具有孕激素的一般作用，在月经周期后期能使子宫内膜由增殖期改变为分泌期，为孕卵着床提供有利条件，在受精卵植入后，胎盘形成，可减少妊娠子宫的兴奋性，使胎儿能安全生长；在与雌激素共同作用时，可促使乳房发育，为泌乳做准备。黄体酮可通过对下丘脑的负反馈，抑制垂体前叶促黄体生成激素的释放，使卵泡不能发育成熟，抑制卵巢的排卵过程。

黄体酮主要用于月经不调，如闭经和功能失调性子宫出血、黄体功能不足、先兆性流产和习惯性流产（因黄体不足引起者）、经前期紧张综合征的治疗。黄体酮常用的剂型是注射用针剂，规格为每支 1 毫升含黄体酮 20 毫克。黄体酮治疗功能失调性子宫出血，用于撤退性出血血红蛋白＜70 克/升时，通常每次 10 毫克，肌内注射，每日 1 次，连用 5 日；或每次 20 毫克，肌内注射，每日 1 次，连续 3～4 日。用于治疗闭经，通常在预计月经前 8～10 日，每日肌内注射 10 毫克，共 5 日；或每日肌内注射 20 毫克，共 3～4 日。用于治疗经前期紧张综合征，通常在预计月经前 12 日注射 10～20 毫克，连续 10 日。

应用黄体酮偶见恶心、头晕及头痛、倦怠感、荨麻疹、乳房肿胀等不良反应，长期连续应用可出现月经减少或闭经、肝功能异常、水肿、体重增加等。

严重肝损伤患者禁用，肾病、心脏病水肿、高血压的患者慎用。另外，经前期紧张综合征是否存在黄体酮缺乏尚无定论，使用黄体酮治疗还有争议。

3. 如何用戊酸雌二醇治疗月经病

戊酸雌二醇为天然雌二醇的戊酸盐，具有雌二醇的药理作用，为卵巢卵泡分泌的激素的代用品，能促进和调节女性生殖器官和副性征的正常发育,参与月经周期的形成,促使子宫内膜增殖变厚、宫颈黏液增多,并增强子宫平滑肌收缩。

戊酸雌二醇的适应证主要是与孕激素联合应用建立人工月经周期,用于补充主要与自然或人工绝经相关的雌激素缺乏,用于治疗绝经后的更年期症状,或卵巢切除后及非癌症性疾病放射性去势后的雌激素不足症状,如潮热、阵发性出汗、睡眠障碍、情绪抑郁、易怒、头痛、头晕;也可缓解膀胱易激惹、皮肤及黏膜退化的表现,预防骨质疏松症。戊酸雌二醇的剂型是片剂,每片含戊酸雌二醇1毫克,每次2毫克,每日1次,口服。遵医嘱可酌情增减,按周期序贯疗法,每经过21日的治疗后,须停药至少1周,再开始下一个疗程。

应用戊酸雌二醇少数病例可有乳房胀感、胃部不适、恶心、头痛、体重增加及子宫出血等不良反应。下面所列的任何一种情况存在时,不应开始激素替代治疗,如果在激素替代治疗过程中出现下列任何一种情况,应立即停药:妊娠和哺乳,未确诊的阴道出血,已知或可疑乳腺癌,已知或可疑受性激素影响的癌前病变或恶性肿瘤,现有或既往有肝脏肿瘤病史(良性或恶性),重度肝脏疾病,急性动脉血栓栓塞(如心肌梗死、中风),活动性深静脉血栓形成,血栓栓塞性疾病,或有记录的这些疾病的病史,以及重度高三酰甘油血症,对戊酸雌二醇活性成分或任何辅料过敏者。

在开始应用戊酸雌二醇前,应进行全面彻底的内科及妇科检查(包括乳房检查及宫颈细胞涂片),并除外妊娠。出现以下情况应立即停药:第一次发生偏头痛或频繁发作少见的严重头痛,突发性感觉障碍(如视觉或听觉障碍),血栓性静脉炎或血栓栓塞的前发指征(如异常的腿痛或腿肿、不明原因的呼吸或咳嗽时的刺痛感),胸部疼痛及紧缩感,以及发生黄疸、肝炎、全身瘙痒、癫痫发作次数增加、血压显著增高。如果规律地服用其他药物(如巴比妥类、保泰松、利福平、氨苄西林等),应告诉医生,因这些药物可干扰戊酸雌二醇的作用。另外,口服降糖药或胰岛素与本品合用时,其用量需改变。

4. 如何用苯甲酸雌二醇治疗月经病

苯甲酸雌二醇为雌激素类药,可使子宫内膜增生、增强子宫平滑肌收缩,促使乳腺发育增生,大剂量可抑制催乳素释放,对抗雄激素作用,并能增加钙在骨中沉着。苯甲酸雌二醇的适应证包括:补充雌激素不足,如萎缩性阴道炎、女性性腺的功能不良、外阴干枯症、绝经期血管舒缩症状、卵巢切除、原发卵巢衰竭等;晚期前列腺癌(乳腺癌、卵巢癌患者禁用);与孕激素类药物合用,能抑制排卵;闭经、月经异常、功能失调性子宫出血、子宫发育不良。

苯甲酸雌二醇常用的剂型是注射用针剂,规格为每支 1 毫升,含苯甲酸雌二醇 1 毫克。苯甲酸雌二醇用于治疗绝经期综合征,通常每次 1～2 毫克,肌内注射,每周 2～3 次。用于治疗功能失调性子宫出血,通常每次 1～2 毫克,肌内注射,每日 1 次,至经血净后酌情减量,后期择日用黄体酮撤退。应用苯甲酸雌二醇可有恶心、头痛、乳房胀痛,偶有血栓症、皮疹、水钠潴留等不良反应。

血栓性静脉炎、肺栓塞患者,肝肾疾病患者,与雌激素有关的肿瘤患者(如乳腺癌、阴道癌、宫颈癌)及孕妇禁用。用药期间应定期进行妇科检查,子宫肌瘤、心脏病、癫痫、糖尿病及高血压患者慎用,孕妇及正在哺乳的妇女禁用。苯甲酸雌二醇与降糖药合并使用时可能减弱其降糖作用,应调节剂量。

5. 如何用地屈孕酮治疗月经病

地屈孕酮是一种口服孕激素,可使子宫内膜进入完全的分泌相,从而可防止由雌激素引起的子宫内膜增生和癌变风险。地屈孕酮可用于治疗内源性孕酮不足引起的疾病,如痛经、子宫内膜异位症、继发性闭经、月经周期不规则、功能失调性子宫出血、经前期综合征,同时还用于孕激素缺乏所致之先兆性流产、习惯性流产以及黄体不足所致的不孕症。

地屈孕酮常用的剂型是片剂,规格为每片含地屈孕酮 10 毫克。地屈孕酮用于治疗痛经,从月经周期的第 5～25 日,每日 2次,每次口服地屈孕酮 10 毫克。用于治疗子宫内膜异位症,从月经周期的第 5～25 日,每日口服地屈孕酮 2～3 次,每次 10 毫克。用于治疗功能失调性子宫出血,止血的剂量为每次口服地屈孕酮 10 毫克,每日 2 次,连续 5～7 日;预防出血的剂量为从月经周期的第 11～25 日,每次口服地屈孕酮 10 毫克,每日 2 次。用于治疗闭经,从月经周期的第 1～25 日,每日服用雌二醇,每日 1 次,从月经周期的第 11～25 日,联合用地屈孕酮,每日 2 次,每次 10 毫克。用于治疗经前期综合征,从月经周期的第 11～25 日,每日口服地屈孕酮 2 次,每次 10 毫克。用于治疗月经不规则,从月经周期的第 11～25 日,每次口服地屈孕酮每次 10 毫克,每日 2 次。

对地屈孕酮过敏者忌用,地屈孕酮与其他所有孕激素一样,不宜用于不明原因的阴道出血,在启用地屈孕酮治疗异常出血之前应确定出血的原因。地屈孕酮治疗期间偶见肝功能改变,有时伴临床症状,因此急性肝病或有肝病史且肝功能未恢复正常的患者应慎用地屈孕酮,一旦出现严重肝损害时应停用本药。

6. 如何用普美孕酮治疗月经病

普美孕酮结构类似黄体酮,对黄体酮受体的亲和力比黄体酮更强,特异性更高,优于天然激素和常用的合成孕激素类药物。普美孕酮为 19-孕酮类孕激素,活性比黄体酮强 100 倍,无雌激素和雄激素作用,略有抗雄激素和抗皮质激素作用。普美孕酮适用于治疗排卵紊乱所致的月经周期不规则,痛经,经前期不适,乳房疼痛,异常出血(如子宫肌瘤),绝经期不适及绝经期使用雌激素治疗时的辅助治疗。

普美孕酮常用的剂型是片剂,规格为每片含普美孕酮 250 微克。普美孕酮通常为每日 125～500 微克,月经周期的第 16～25

日服用。服用普美孕酮主要的不良反应有月经的改变、闭经、月经期间出血,极少数病例可见皮肤脂溢、体重增加、胃肠道紊乱、下肢静脉功能紊乱(小腿沉重感)加重及黄疸。

静脉疾病、凝血功能障碍、严重的肝病、肝炎,或近期有肝炎病史者及孕妇禁用普美孕酮。有心肌梗死、脑血管疾病或静脉疾病病史者,高血压、糖尿病患者及哺乳期妇女慎用普美孕酮。服药过程中出现严重的头痛、视觉紊乱或血压升高时应立即中断治疗。

7. 如何用己烯雌酚治疗月经病

己烯雌酚为人工合成的非甾体类雌激素药,具有雌激素的一般作用,其作用为雌二醇的 2～3 倍。己烯雌酚主要作用为:促使女性性器官及第二性征的正常发育;促使子宫内膜增生,促进阴道上皮增生;减轻更年期或妇科手术后因性腺功能不足而产生的全身性功能紊乱;小剂量刺激垂体前叶促性腺激素和催乳激素的分泌,大剂量则抑制分泌;增强子宫收缩,提高子宫对缩宫素的敏感性;抗雄激素作用。

己烯雌酚临床主要用于治疗卵巢功能不全或垂体异常引起的各种疾病,闭经或月经过少,子宫发育不全,功能性子宫出血,绝经期综合征,老年性阴道炎及回乳等,也用于晚期乳腺癌及前列腺癌等。己烯雌酚常用的剂型是片剂,规格为每片含己烯雌酚 0.5 毫克。己烯雌酚治疗绝经期综合征,通常每日 0.2～0.5 毫克口服,应使用最低有效剂量,尽量缩短疗程,或间歇给药,即给药 3 周,停药 1 周。治疗子宫发育不全,通常每日 0.1～0.2 毫克口服,连用半年。建立人工月经周期,通常每日 0.25～0.5 毫克口服,连用 20 日,待月经后再用同法治疗,共用 3 个周期。治疗功能失调性子宫出血,通常每晚 0.5～1 毫克口服,连服 20 日。

应用己烯雌酚常见有胃肠道反应如恶心、食欲不振等,个别有子宫出血和乳房胀痛等。更年期妇女使用时,患子宫内膜癌的发生率增加,较未用者增加 4.5～13.9 倍。妊娠期妇女服用,所生女儿有发生阴道癌和宫颈癌的危险。妊娠首 2 个月用量较大时,有可能引起胎儿先天性异常,包括先天性心脏缺陷及四肢缩减性缺陷。

孕妇及哺乳期妇女、严重肝肾功能不全患者禁用,绝经前妇女乳腺癌、有活动性血栓性静脉炎或血栓形成及栓塞性疾病患者不宜用,有乳腺癌家族史而现有乳腺结节的患者、糖尿病、动脉粥样硬化、高血压、心功能不全患者慎用。

8. 如何用氯烯雌醚治疗月经病

氯烯雌醚为非甾体激素,其作用与己烯雌酚相似,但其活性较弱,约为后者的 1/10,作用较持久,耐受性较好,口服吸收快,属弱雌激素类药。氯烯雌醚主要用于绝经期综合征、妇科手术后缺乏雌激素引起的症状、妇女性腺功能不全、青春期功能失调性子宫出血及前列腺肥大等。氯烯雌醚常用的剂型是胶囊剂,规格为每粒含氯烯雌醚 4 毫克。氯烯雌醚治疗绝经期综合征,通常每日 4～12 毫克,分 2～3 次口服,20～22 日为 1 个疗程,停药 8～10 日后再进行第二个疗程。用于治疗青春期功能失调性子宫出血,通常每日 20～80 毫克,分 2～3 次口服,止血后酌减,每日维持量为 8 毫克。用于妇女性腺功能不全,通常每日 12～24 毫克,分 2～3 次口服,21 日为 1 个疗程,停药 7 日后再进行第二个疗程,用量按情况酌减。

服用氯烯雌醚偶见轻微胃部不适、恶心呕吐、头晕、乳房胀痛、阴道出血、嗜睡、尿频尿痛、头痛、腹痛、胸痛、皮疹等不良反应。

孕妇及哺乳期妇女,诊断未明确的妇科出血,有胆汁淤积型黄疸病史、血栓病史、乳腺癌及怀疑与雌激素有关的肿瘤患者禁用氯烯雌醚。哮喘、心功能不全、癫痫、精神抑郁、偏头痛、肝肾功能异常、良性乳房病、子宫肌瘤、高血压、冠心病、糖尿病、子宫内膜异位症、胆石症、高血钙合并肿瘤或骨代谢病等患者慎用氯烯雌醚。用药期间应注意测血压、检查肝功能等。

9. 如何用炔孕酮治疗月经病

炔孕酮为孕激素类药,其作用与黄体酮相似,能使增生期子宫内膜转化为分泌期,并促进乳腺发育,抑制促黄体生成素、抑制排卵、子宫内膜收缩,抑制子宫肌肉收缩作用。炔孕酮注射给药活性相当于黄体酮的 1/5,口服给药则比黄体酮强 15 倍,而雄激素作用很小,为睾丸素的 1/10。炔孕酮也易从口腔黏膜吸收,因而舌下含服也有效。炔孕酮在肝内缓慢代谢,部分代谢物从胆道分泌入肠中,由粪便排出。

炔孕酮临床主要用于治疗功能性子宫出血、月经不调、闭经、痛经等。炔孕酮常用的剂型是片剂,规格为每片含炔孕酮 5 毫克、10 毫克。炔孕酮的用法通常是每次 5～10 毫克,每日 3 次,口服;或每次 10～20 毫克,每日 2～3 次,舌下含服。应用炔孕酮常见恶心、呕吐、食欲不振等胃肠道反应,以及头痛、嗜睡、水肿、体重增加、肝功能障碍等。

严重心、肝、肾功能不全患者及孕妇禁用,对炔孕酮过敏者禁用,应用过程中出现过敏反应须立即停药轻度心、肝、肾病患者慎用。

10. 如何用甲地孕酮治疗月经病

甲地孕酮为孕激素类药物,是 17-α 羟孕酮衍生物,作用与黄体酮相似,但其作用强大。口服时孕激素作用约为黄体酮的 75 倍,并无雄激素和雌激素活性,也无蛋白同化作用。具有显著排卵抑制作用,还能影响宫颈黏液稠度和子宫内膜正常发育,从而阻止精子穿透,使孕卵不易着床。

甲地孕酮临床用作短效口服避孕药,还用于功能性失调子宫出血、痛经、闭经、子宫内膜异位症及子宫内膜腺癌。甲地孕酮常用的剂型是片剂,规格为每片含甲地孕酮 1 毫克、4 毫克。甲地孕酮治疗功能失调性子宫出血,通常每次 2 毫克口服,每 8 小时 1 次(严重情况每 3 小时 1 次,出血减少后改为 8 小时 1 次),然后将剂量每 3 日递减 1 次,直至维持量每日 4 毫克,连服 20 日;出血停止后,每日加服炔雌醇 0.05 毫克或己烯雌酚 1 毫克,共 20 日。治疗闭经,通常每日口服甲地孕酮 4 毫克,炔雌醇 0.05 毫克,共 20 日,连服 3 个月。治疗痛经,通常于月经第 5～7 日开始,每日口服甲地孕酮 4 毫克,共 20 日。治疗子宫内膜异位症,通常每次口服甲地孕酮 4 毫克,每日 2 次,共 7 日;然后每次 8 毫克,每日 3 次,共 7 日;最后每日 20 毫克,共 6 周。

应用甲地孕酮少见恶心、呕吐、头晕、乏力、嗜睡、不规则子宫出血、闭经或经量减少、乳房胀痛、皮疹等不良反应,停用后一般可自行消失。

对甲地孕酮过敏者、心血管疾病(尤其是高血压)、血栓性疾病或有血栓病史者、胆囊疾病、严重肝肾功能不全、糖尿病、哮喘、癫痫、偏头痛、原因不明的阴道出血、乳房肿块、已知或怀疑有乳房或生殖系统恶性肿瘤等患者禁用。孕妇和哺乳期妇女不能用。精神抑郁、子宫肌瘤、有肝肾病史者慎用。

11. 如何用甲羟孕酮治疗月经病

甲羟孕酮为黄体酮的衍生物,其作用比黄体酮强而持久,能促进子宫黏膜的增殖分泌,维持妊娠前期和妊娠期的子宫变化,有保胎作用,还能增加宫颈黏液稠度和抑制排卵。甲羟孕酮主要用于功能性子宫出血、功能性闭经、痛经、先兆流产和习惯性流产、子宫内膜异位症、子宫内膜癌及避孕等。

甲羟孕酮常用的剂型是片剂,规格为每片含甲羟孕酮 2 毫克、10 毫克。甲羟孕酮治疗功能性闭经,通常每日 4～8 毫克口服,连用 5～10 日。治疗功能失调性子宫出血、痛经,通常每次 2～4 毫克口服,每日 1 次,于月经周期第 21 日起连服 5 日;若按周期治疗,则于月经第六日开始,先服已烯雌酚 20 次,每次 0.25～0.5 毫克,每日 1 次,第 16 日加服甲羟孕酮,每日 4～10 毫克,共10 日。

应用甲羟孕酮部分患者有不规则出血,偶有皮疹、瘙痒、乳房胀痛、疲倦、恶心等不良反应,长期应用可致肝功能异常。

肝肾功能不全者、脑梗死、心肌梗死、血栓性静脉炎等血栓病史者、未确诊的性器官出血、尿路出血者,均应禁用甲羟孕酮。有精神抑郁史者慎用。长期用药者不宜吸烟,并注意定期检查肝功能。

12. 如何用炔雌醇治疗月经病

炔雌醇的作用与已烯雌酚相同,但雌激素活性为雌二醇的 8倍,是已烯雌酚的 20 倍,为口服强效雌激素。炔雌醇对下丘脑和垂体有正、负反馈双相作用,小剂量可刺激促性腺激素的分泌,大剂量则抑制其分泌,从而抑制卵巢的排卵功能,达到抗生育作用。

炔雌醇临床用于补充雌激素不足,以治疗女性性腺功能不良、闭经、更年期综合征等,同时还用于晚期乳腺癌(绝经期后妇女)、晚期前列腺癌的治疗,与孕激素类药使用能抑制排卵,所以也可作为避孕药。炔雌醇常用的剂型是片剂,规格为每片含炔雌醇 0.02 毫克、0.05 毫克。炔雌醇治疗性腺发育不全,通常每次0.02～0.05 毫克口服,每晚 1 次,连服 3 周;第三周配用孕激素进行人工周期治疗,可用 1～3 个周期。治疗更年期综合征,通常每日0.02～0.05 毫克,连服 21 日,间隔 7 日再用。

应用炔雌醇可有恶心、呕吐、头痛、乳房胀痛、腹胀等不良反应,偶有阴道不规则出血、闭经、尿频、尿痛、头痛、血压升高、皮疹、乳房小肿块等。

与雌激素有关的肿瘤,如乳腺癌、宫颈癌(前列腺癌、绝经期后乳腺癌除外)禁用炔雌醇,血栓性静脉炎、肺栓塞患者也禁用。不明原因的阴道出血者不宜使用炔雌醇,孕妇及哺乳期妇女也不宜使用炔雌醇。肝病、肾病、心脏病患者、子宫肌瘤、癫痫、糖尿病患者慎用炔雌醇。

13. 功能失调性子宫出血应用性激素快速止血的措施有哪些

功能失调性子宫出血是指调节生殖的神经内分泌机制失常，而非生殖器官本身的器质性病灶或全身疾病所引起的异常子宫出血。功能失调性子宫出血可发生于月经初潮至绝经间的任何年龄，50％患者发生于绝经前期，育龄期占 30％，青春期占 20％。功能失调性子宫出血表现为卵巢无排卵或虽有排卵，但卵泡或黄体发育异常，性激素合成与分泌失调，导致子宫内膜发育异常。功能失调性子宫出血的首选治疗是药物治疗，青春期及生育年龄无排卵型功能失调性子宫出血以止血、调整周期、促排卵为主，绝经过渡期功能失调性子宫出血以止血、调整周期、减少经血量、防止子宫内膜病变为原则，常采用性激素止血和调整月经周期。

功能失调性子宫出血的内分泌治疗（使用性激素）极其有效，可以在短期内、以最快速度达到止血的目的。治疗功能失调性子宫出血应用性激素快速止血的措施主要有子宫内膜脱落法、子宫内膜修复法和子宫内膜萎缩法。子宫内膜脱落法采用孕激素治疗，使子宫内膜发生完全的分泌期改变，停药后子宫内膜完全脱落，通过正常的宫缩闭合螺旋小动脉而止血；子宫内膜修复法采用相当大量的雌激素，使子宫内膜快速生长，使内膜已脱落的部位修复，达到止血的目的；子宫内膜萎缩法应用超大剂量孕激素，使子宫内膜在短期内萎缩变薄止血。治疗功能失调性子宫出血应用性激素快速止血时，应周密计划，制订合理的方案，尽可能使用最低有效剂量，并进行严密观察，以免性激素应用不当而引起出血。

14. 应用子宫内膜脱落法快速止血如何合理用药

子宫内膜脱落法是治疗功能失调性子宫出血最常用的方法之一，此法采用孕激素治疗，用药后使子宫内膜发生完全的分泌期改变，停药后子宫内膜完全脱落，通过正常的宫缩闭合螺旋小动脉而止血。

子宫内膜脱落法常用的制剂为肌内注射用黄体酮，每支含黄体酮 20 毫克。通常每次 1 支，肌内注射，每日 1 次，连用 3 日。临床中因孕激素作用时间短，子宫内膜分泌期转化不完全，撤退性出血量较多，需同时加用雄激素，如丙酸睾酮（每支 25 毫克），每次 1 支，肌内注射，每日 1 次，连用 2～3 日。临床中可根据具体情况延长 5～7 日，因使用孕激素后，患者出血很快明显减少或完全止血，使用时间稍长，可使患者血红蛋白水平进一步升高，减少失血带来的问题。除注射黄体酮外，也可选用口服制剂，如临床中常用醋酸甲羟孕酮（安宫黄体酮），每日 6～8 毫克（3～4 片）口服，连续使用 7～10 日；或选用地屈孕酮，每次 10 毫克口服，每日 2 次，连续 7～10 日。另外，也可选用甲地孕酮、炔孕酮等进行治疗。

一般情况下，应用孕激素后，子宫出血即使不停止也会明显减少，如果出血无明显变化或增多，则需首先除外妊娠的可能，其次要考虑子宫内膜病变的问题，如子宫内膜癌变、不典型增生或黏膜下肌瘤、息肉及宫颈因素等导致的异常出血。停用孕激素后 2～4 日，通常会发生撤退性出血，并且在 7 日左右结束，如果撤退性出血超过 10 日未结束，则应进行仔细的妇科检查，并进行子宫内膜活检，重点排除子宫内膜病变，如癌变或不典型增生等。同时，应注意孕激素不能长时间使用，否则可能会引起再次出血，如需长期使用，则要数倍增加孕激素剂量，其效果同内膜萎缩法。

15. 应用子宫内膜修复法快速止血如何合理用药

子宫内膜修复法通过采用相当大量的雌激素,使子宫内膜快速生长,使内膜已脱落的部位修复,通过修复创面从而达到止血的目的。

子宫内膜修复法常用的雌激素制剂为肌内注射用苯甲酸雌二醇,每支含苯甲酸雌二醇1毫克,起始剂量自2毫克开始,应用后4小时内观察出血量,一般雌激素在给药2小时后起效,如果4小时出血减少但未完全止血,则应再给予2毫克苯甲酸雌二醇;如果4小时完全止血,可以观察至6～8小时,直至有再次出血的征象,再给予第二次苯甲酸雌二醇2毫克,并采用同样方法观察出血情况,至满24小时计算总的用药量,按实际观察到的情况给予苯甲酸雌二醇2毫克,每6小时1次或4小时1次、8小时1次(24小时总量12毫克)等不同剂量。通常要求止血后,维持该剂量3日后再减量。例如,2毫克、6小时1次,可以减到2毫克、8小时1次,但一次减量最多不能超过原用药量的1/3,再维持3日,依此类推,直至血红蛋白≥100克/升,加用孕激素(如黄体酮、醋酸甲羟孕酮)5～7日撤退出血(没有必要必须减量至每日1毫克或维持至额定时间再停药)。有时为方便临床应用,可经验性每4小时或6小时给予苯甲酸雌二醇2毫克,能够在24小时内达到止血目的即可。

对于缺少苯甲酸雌二醇针剂或不方便应用苯甲酸雌二醇针剂的患者,可以用口服药物替代,但口服雌激素的药物代谢特点决定了血药浓度的不稳定,止血效果稍差。可以在临床中应用的口服制剂如结合雌激素片剂(商品名倍美力),每片含结合雌激素0.625毫克,起始剂量自2～4片开始,同样可4小时、6小时或8小时给药1次,待止血后,计算24小时总量,维持该剂量3日后再减量,每次减量不超过原用药量的1/3,待血红蛋白水平升至100

克/升,用孕激素(如黄体酮、醋酸甲羟孕酮)撤退出血。其他天然雌激素制剂如戊酸雌二醇(商品名补佳乐,每片含戊酸雌二醇 1 毫克),17-β 雌二醇(每片含 17-β 雌二醇 1 毫克)等,均可应用,方法同上。因口服药物方便,患者较易接受。

16. 应用子宫内膜修复法快速止血应注意什么

为了保证应用子宫内膜修复法快速止血的安全有效,避免不良反应发生,在应用药物进行子宫内膜修复快速止血时,应注意以下几点。

(1)除外血液系统疾病:保证该疗法有效性的基本条件是凝血功能正常,因此首先要除外血液系统疾病,才能开始用药。需要强调的是,对于血红蛋白<50 克/升,一般情况较差,近期出血较多的患者,即使不伴有血液系统疾病,因失血而丢失大量凝血因子,也会发生凝血机制异常等问题,需先进行凝血功能方面的检查,或先给予 400～800 毫升新鲜血浆,以补充丢失的凝血因子。

(2)注意排除其他疾病:对于苯甲酸雌二醇剂量 24 小时已达到 12 毫克,在 48～72 小时仍未能有效止血时,需反复检查是否有血液系统疾病,并注意除外其他疾病,如隐匿性血小板无力症等,妇科其他引起出血的疾病(如黏膜下肌瘤或子宫颈息肉等),甚至还要除外流产的可能性。

(3)注意防止反复出血:在达到止血目的,雌激素剂量未改变,但又反复出血时,需核对在肌内注射时是否有漏药的可能(因苯甲酸雌二醇针剂为油剂,肌内推注较困难),并采取相应的预防补救措施。

(4)需掌握好减药剂量:止血后,减药过程中,每次减量不得超过之前总量的 1/3,否则容易引起再次出血,如再次出血,需恢复原用量。

17. 应用子宫内膜萎缩法快速止血如何合理用药

子宫内膜萎缩法快速止血是应用超大剂量孕激素,使子宫内膜在短期内萎缩变薄而达到止血目的的一种快速止血方法。应用子宫内膜萎缩法通常选用高效、大剂量孕激素,常用的制剂有炔诺孕酮、左炔诺孕酮等。临床中通常选用商品名为毓婷(主要成分是左炔诺孕酮,是一种紧急避孕药)的片剂药物,每片含左炔诺孕酮0.75毫克,起始剂量每日2~3片,通常3日内可止血,以后可逐渐减量(主要为避免其对肝功能的影响)。目前尚无统一的观点明确怎样减量,北京协和医院的经验为:可借鉴子宫内膜修复法中雌激素剂量的减少模式,将孕激素(如毓婷)减低至1片维持,至血红蛋白水平升至100克/升后停药撤退。该情况下停药后撤退性出血量一般极少。另外,可选用的制剂还有醋酸甲羟孕酮、醋酸炔诺酮等,应用需数倍增加剂量,如醋酸甲羟孕酮,建议用量为每日30~60毫克,止血后减量方法同上。

子宫内膜萎缩法通常建议用于绝经过渡期女性或合并免疫系统疾病的患者(如红斑性狼疮),极少用于青春期或育龄期女性,因部分患者可能发生月经量减少甚至极少数可发生闭经。同时,在治疗中需要注意监测肝功能,以避免造成肝脏损害。

18. 何谓人工月经周期疗法

人工月经周期疗法是指在卵巢功能不足的情况下,模拟自然月经周期中卵巢的内分泌变化,将雌激素、孕激素结合应用,人工地按卵巢生理活动规律补充外源性雌激素和孕激素,促使卵巢功能恢复,使子宫内膜发生相应的变化,引起子宫内膜周期性脱落,促使自然行经的方法。

人工月经周期疗法属妇科内分泌治疗的一部分,不仅可直接针对因卵巢功能不足所致闭经的治疗,而且对子宫发育欠佳的病例也有促进子宫发育的作用,此外还可用于闭经原因的鉴别。人工月经周期疗法临床多用于闭经、月经不调,以及由此引起的不孕症患者,其具体方法如下。

(1)雌激素-孕激素序贯疗法:于月经周期第五日开始,口服己烯雌酚 0.5 毫克,每日 1 次,连续服用 20 日,从第 16 日开始加用黄体酮 20 毫克,肌内注射,每日 1 次,连续 5 日,停药 2~7 日发生子宫剥脱而出现撤药性出血。这称为一个人工周期,也是 1 个疗程。从出血第五日起,再开始第二个疗程,用药及方法同上。如此连续 3~6 个疗程,即用药物人工建立起 3~6 个月经周期,在停药或用药期间月经周期能恢复正常,发生排卵,为以后受孕创造条件。此法适用于青春期月经失调患者。

(2)雌激素、孕激素并用法:己烯雌酚 0.5 毫克,甲羟孕酮(安宫黄体酮)4 毫克,两药同服,每晚 1 次,从月经周期第五日开始,连服 20 日,停药后出现撤药性出血。再从出血第五日开始进行第二个周期治疗。此法适用于不同年龄的月经失调患者。

(3)孕激素、雄激素并用法:黄体酮 10~20 毫克,加丙酸睾酮 25 毫克,从月经周期第 20 日(或预计下次出血前 8 日)开始,每日肌内注射 1 次,共 5 日。此法常用于更年期月经失调者。

通常我们所说的人工月经周期疗法,是指使用激素治疗的西医人工月经周期疗法。同时,中医也有使用中药治疗的中药人工月经周期疗法。中药人工月经周期疗法是综合脏腑、气血、冲任和阴阳学说,结合月经周期的不同时期进行调整月经周期的治疗方法。中药人工月经周期疗法以补肾为基本治疗原则,根据月经周期中月经后期、经间期、排卵后期、月经前期及月经期中子宫内膜变化的 4 个时期,分别采用滋肾补血、补肾活血、温肾固冲、养血调气为原则的治疗方法来调整月经周期。中药人工月经周期疗法对于月经不调、崩漏、功能失调性子宫出血、不孕症及闭经均有较好的疗效。

19. 如何合理应用雌激素

月经病系内分泌紊乱导致各激素水平的失衡,在正常的调整周期中存在很多的正反馈、负反馈机制,所以合理应用各种激素类药物(雌激素、孕激素及复合制剂)可以建立恢复正常的人工周期。

在治疗功能失调性子宫出血应用性激素止血的措施中,雌激素适用于急性大量出血者,应用大剂量的雌激素可迅速提升血内雌激素浓度,使子宫内膜生长,短期内修复创面止血;可用于出血时间较长、量少和体内雌激素水平不足者,主要用于青春期功能失调性子宫出血,补充后以促使子宫内膜修复,达到止血的目的。但禁忌用于血液高凝状态者及有血栓性疾病史的患者。由于剂量较大,对下丘脑及垂体均有抑制作用,故不宜长期连续使用,剂量亦需按出血量多少决定。

目前临床中多选用妊马雌酮(结合型雌激素)1.25～2.5毫克口服,每6小时1次,止血后每3日递减1/3量,至维持剂量每日1.25毫克;也可用己烯雌酚1～2毫克口服,每日3～4次,有效者于2～5日止血,血止或明显减少后,每3日大约减少原总量的1/3,至维持量每日1毫克。后者缺点是胃肠道反应重,药物吸收慢,不易快速吸收奏效。必要时可口服微粒化17-β雌二醇、妊马雌酮,或苯甲酸雌二醇肌内注射,以达到快速止血。不论应用何种雌激素,血止后2周开始加用孕激素,使子宫内膜转化,可用甲羟孕酮每日10毫克口服(共10日),或每日肌内注射黄体酮10～20毫克(共5日)。雌、孕激素的同时停药,有利于子宫内膜同步脱落,产生撤药性出血,一般在停药后3～7日发生撤药性出血。口服上述大剂量己烯雌酚时,可同时服用维生素 B_6、维生素 B_1,以减少呕吐等不良反应。有时因严重反应不能口服时,可改用针剂注射,如苯甲酸雌二醇2～3毫克肌内注射,以后逐渐减量,然后以口服己烯雌酚1毫克维持,至血止后15～20日,停药前5日肌内注射黄体酮10～20毫克,停药后出现撤药性出血,再行调整周期治疗。

20. 如何合理应用孕激素

孕激素能将子宫内膜转化为分泌期,起着药物性刮宫作用,适宜于体内已有一定雌激素水平的功能失调性子宫出血患者。无排卵型功能失调性子宫出血由单一雌激素刺激所致,补充孕激素使处于增生期或生长期过长的子宫内膜转化为分泌期,停药后子宫内膜剥脱,出现撤药性出血,由于此种子宫内膜脱落较彻底,故又称"药物性刮宫"。

合成孕激素分为两类,常用的为 17-羟孕酮衍生物(甲羟孕酮、甲地孕酮等)和 19-去甲基睾酮衍生物(炔诺酮、双醋炔诺酮等)。对于出血时间不长、失血不多者,可每日肌内注射黄体酮 10～20 毫克,连用 3～5 日。也可尝试口服人工合成的炔诺酮(商品名妇康片),每次 5～7.5 毫克口服,每 6 小时 1 次,一般用药 4 次后出血量明显减少或停止,改为 8 小时 1 次,再逐渐减量,每 3 日递减 1/3,直至维持量每日 5 毫克,持续用到血止后 20 日左右停药,停药后 3～7 日发生撤药性出血;甲地孕酮(每次 8～12 毫克)或甲羟孕酮(每次 10～16 毫克),连服 5 日,多能止血。停药后 3～5 日内膜脱落,形成少量撤药性出血,5～7 日可净。对于出血时间长、出血量多者,需加大剂量及延长服药时间,可在 4～6 小时口服以下药物:炔诺酮 5～7.5 毫克、甲地孕酮 8 毫克或甲羟孕酮 8～10 毫克。用药 4～6 次后,出血应明显减少,并在 48～72 小时止血,血止后应逐渐减量,可每 3 日约减原用量的 1/3,直至维持量,即炔诺酮每日约 2.5 毫克、甲地孕酮每日约 4 毫克或甲羟孕酮每日 4～6 毫克,维持到血止后 15～20 日。在服用上述药物时,应同时服用已烯雌酚 0.25～0.5 毫克,每晚 1 次。如果应用大剂量孕激素在 48～72 小时不能止血,应考虑可能因雌激素水平过低,影响孕激素发挥作用,可试肌内注射苯甲酸雌二醇,每次 2～4 毫克,每日 2 次,待血止后逐渐减量到每日口服已烯雌酚约

0.5毫克,最后与孕激素同时停药。如仍不能止血,应做诊断性刮宫并将刮出的子宫内膜组织送病理检查,以达到迅速止血及排除其他病变的目的。通常情况下,性激素联合用药的止血效果优于单一用药。

21. 如何合理应用雌、孕激素的联合制剂

雌、孕激素的联合制剂(口服避孕药)也是临床调整月经周期、治疗功能失调性子宫出血的常用药物。雌孕激素的联合制剂(口服避孕药)适合于出血量不太多的青春期和生育年龄无排卵性功能失调性子宫出血,通常选用复方低剂量避孕药,连续应用3~6个周期;对于急性大出血、病情稳定者,可选用复方单相口服避孕药,同时可在雌、孕激素联合的基础上,加用雄激素,以加速止血。

目前,临床常用的两种新型避孕药是去氧孕烯炔雌醇片(妈富隆)和复方孕二烯酮片(敏定偶),每片都含有35微克的炔雌醇,但分别含有高效孕激素去氧孕烯与孕二烯酮,由于其高效性,可达到类似于子宫内膜萎缩法中的部分作用,而且低剂量雌激素可诱导黄体酮受体的产生,加强孕激素的作用。临床使用的原理部分类似于子宫内膜萎缩法,使月经量减少,但不会造成闭经。如何应用,目前国内尚未达成共识,通常是选用血红蛋白水平在>60克/升的患者,起始剂量自每次2~4片开始,每4小时、6~8小时给予,通常在48~72小时止血,尔后维持3日,减量模式类似于子宫内膜修复法中雌激素的减量模式,逐渐减量至维持剂量,直至血红蛋白水平升高至100克/升后停药。

22. 月经不调的患者如何选择个体化的药物治疗方案

月经不调患者的治疗应根据患者的具体情况采用个体化的药物治疗方案进行治疗。个体化药物治疗方案的选择,主要依据

患者血红蛋白水平、月经紊乱分型、各种性激素制剂的可得性、患者的反应性、并发症等其他情况,其中前两者是关键因素。

(1)血红蛋白水平的高低决定了患者进一步失血造成的危险性大小,如果血红蛋白<70克/升,已达到重度贫血的程度,此时如果再继续失血则会造成生命危险,因此理论上应该选择快速止血的方法,临床常采用子宫内膜修复法。血红蛋白为80～100克/升,属轻度贫血,一般无明显失血征象,可以在短期用药后(5～7日)允许子宫内膜脱落而达到止血的目的。血红蛋白在70～80克/升的中度贫血患者,需要根据一般情况确定止血的方法,如果一般情况差并且出血明显,建议快速止血;而一般情况好、出血量不多的患者可应用子宫内膜脱落法。血红蛋白>100克/升的患者基本无失血征象,多建议采用子宫内膜脱落法。对于长期月经不规律合并有血液病或免疫系统疾病的患者,建议采用子宫内膜萎缩法达到减少月经量,调整月经或闭经的目的。

(2)功能失调性子宫出血的类型是选择不同疗法的另一重要因素,通常国内的学者认同的分类为无排卵型功能失调性子宫出血与排卵型功能失调性子宫出血,前者往往是造成中、重度贫血的主要原因,而后者通常无贫血的问题,只表现为月经周期的某个时段少量出血。

23. 如何应用药物治疗青春期无排卵型功能失调性子宫出血

无排卵型功能失调性子宫出血治疗的首要目的是止血,以避免严重并发症的发生,其次为通过调整月经周期预防再次出血,选用不同疗法的关键因素为血红蛋白水平。应用措施得当,可以达到满意的临床效果,但如果常规治疗无效,需进一步检查除外血液系统疾病等。

在女性的青春期,极易出现月经不调——不规则阴道出血,此时虽然有成批的卵泡生长,却无排卵,卵泡发育到一定程度即发生退行性变,形成闭锁卵泡,这类出血即是青春期无排卵型功能失调性子宫出血。青春期少女无排卵型功能失调性子宫出血的治疗原则为止血、调整周期、促使卵巢排卵。

对于少量出血的患者,应该使用最低有效量激素,对于大量出血的患者,要求在性激素治疗 8 小时内见效,24～48 小时基本停止出血,若 96 小时以上仍出血不止,应考虑存在器质性病变,更改功能失调性子宫出血的诊断。由于性激素联合用药的止血效果优于单一用药,青春期功能失调性子宫出血在应用孕激素止血时,常配伍小剂量的雌激素,以克服单一孕激素治疗的不足,可减少孕激素用量,并防止突破性出血。可采用孕激素占优势的口服避孕药 I 号或 II 号,每次 1 片,每日 4 次,常能在 2 日内止血。血止后,按上法递减至每日 1 片,总疗程共 20～22 日,停药后 2～3 日产生撤药性出血。另外,也可选用新型避孕药去氧孕烯炔雌醇片(妈富隆)或复方孕二烯酮片(敏定偶)。

对于青春期无排卵型功能失调性子宫出血患者,在没有检查血红蛋白水平的情况下,不建议给予子宫内膜脱落法。如果患者血红蛋白水平＞80 克/升时,撤退性出血不会造成严重影响;如果患者血红蛋白＜70 克/升,特别是那些血红蛋白水平已经非常低(50 克/升左右)的患者,一次孕激素撤药性出血后血红蛋白可降低 20～30 克/升,这样会使本已重度贫血的患者病情进一步加重。如何进一步处理? 如再加雌激素治疗是不合适的(因子宫内膜已经处于分泌期的改变中),合适的选择是给予支持疗法,如输血、补液、维持水电解质平衡、预防感染等,因撤退性出血一般在 7 日内即可止血。

应用子宫内膜脱落法之前,需与患者及家属说明在停药后可再次出血,但有时患者再次出血时因恐惧而要求医生再用药止血,或某些医生对此方法不了解而重复使用孕激素子宫内膜脱落法,导致患者反复出血、止血,最终导致血红蛋白水平极度低下,无法处理。止血完成后,需要与患者及家属强调进一步治疗的重要性,主要目的是预防再次功能失调性子宫出血的发生,后续治疗为调整月经周期至基本规律。

24. 如何应用药物治疗围绝经期和生育年龄无排卵型功能失调性子宫出血

(1)围绝经期无排卵型功能失调性子宫出血:围绝经期无排卵型功能失调性子宫出血的治疗原则是止血,调整周期,减少经量,防止子宫内膜病变。由于此期出血合并器质性病变的可能性较大,一般较少采用子宫内膜修复法,取而代之的为诊断性刮宫法。

如患者血红蛋白<70克/升,推荐使用诊断性刮宫法;如血红蛋白>80克/升,建议使用孕激素子宫内膜脱落法。另外,对于围绝经期功能失调性子宫出血患者,也可使用子宫内膜萎缩法,选用指征如前所述。采用性激素联合用药原则为,在孕激素止血基础上配伍雌激素、雄性激素,具体用三合激素(黄体酮12.5毫克、雌二醇1.25毫克,睾酮25毫克)2毫升肌内注射,每12小时1次,血止后逐渐减量至每3日1次,共20日停药。

(2)生育年龄无排卵型功能失调性子宫出血:生育年龄无排卵型功能失调性子宫出血治疗方案的选择类似于青春期和围绝经期无排卵型功能失调性子宫出血,主要依据患者血红蛋白水平、各种性激素制剂的可得性、患者的反应性、并发症等其他情况,其中前两者同样是关键因素。

在应用性激素止血治疗前,需与患者及家属说明在停药后可再次出血;止血完成后,需要与患者及家属强调进一步治疗的重要性,主要目的是预防再次功能失调性子宫出血的发生。后续治疗为调整月经周期至基本规律,具体方法包括:孕激素定期撤退性出血;避孕药控制月经周期;有生育要求的患者,诱导排卵,调整周期。

25. 如何应用药物治疗排卵型功能失调性子宫出血

排卵型功能失调性子宫出血通常有黄体功能不全和黄体萎缩不全(子宫内膜不规则脱落)两种情况,对于排卵型功能失调性子宫出血,各种治疗方法的疗效不一,需强调个体化治疗,以完善丘脑-垂体-卵巢轴的功能,治疗调整出正常的月经周期,并实现生育的愿望。

(1)黄体功能不全:黄体功能不全者,月经周期中有卵泡发育及排卵,但黄体期孕激素分泌不足或过早衰退,导致子宫内膜内分泌反应不良,其治疗的主要目的是消除月经前因孕激素水平低落引起的少量出血,理论上应补充所缺少的那部分孕激素即可。

对于此类患者,首先应针对其发生原因,调整性腺轴的功能,促使卵泡发育和排卵,以利于正常黄体的形成。具体的治疗措施有:卵泡期使用低剂量雌激素,协同促卵泡素促进优势卵泡发育;应用氯米芬,氯米芬与内源性雌激素受体竞争结合促使垂体释放促卵泡素和促黄体生成素;应用绒促性素能促进月经中期促黄体生成素峰形成,在监测到卵泡成熟时使用绒促性素,以加强月经中期促黄体生成素排卵峰。

临床中,黄体功能刺激疗法和黄体功能替代疗法是常用的治疗方法。黄体功能刺激疗法通常应用绒促性素以促进及支持黄体功能,一般于基础体温上升后开始,隔日肌内注射 2 000～3 000单位,共 5 次,可使血浆黄体酮明显上升,随之月经周期恢复。黄体功能替代疗法通常于黄体中晚期给予适量的孕激素,一般选用天然黄体酮制剂,因合成孕激素多数具有溶黄体作用。例如,选用黄体酮注射液 10 毫克,每日 1 次,肌内注射,共 10～14 日,用以补充黄体分泌黄体酮不足,停药后即月经来潮;或用地屈孕酮 10毫克,口服,每日 2 次,连续 10～14 日即可。另外,也可采用避孕药或雌、孕激素联合按人工周期的方式给予,用药方法按照常规短效避孕药的说明，人工周期则可给予雌激素（如倍力美每日0.625 毫克，补佳乐每日 1～2 毫克）21～28 日，后 10～14 日加用孕激素（醋酸甲羟孕酮每日 4～6 毫克或地屈孕酮每日 20 毫克）。

　　小剂量雌激素有兴奋垂体分泌促性腺激素、促使卵泡发育，从而改善黄体功能的作用。可于月经周期第五日开始，每晚口服己烯雌酚 0.125～0.25 毫克，连服 20 日，另用孕激素补充体内之不足，在月经周期第 20 日起，每日肌内注射黄体酮 10～20 毫克，共 5～7 日。

　　（2）黄体萎缩不全（子宫内膜不规则脱落）：黄体一般生存 14 日后萎缩，内膜因缺乏雌激素、孕激素的支持而脱落行经，黄体萎缩不全者，子宫内膜持续受孕激素的影响，以致不能如期完整脱落形成月经。对于黄体萎缩不全之患者，治疗的目的为消除经后低水平孕激素使内膜脱落不全导致的出血，理论上如尽快修复子宫内膜，闭合破裂的小血管，即可止血。因此，常用的方法为孕激素治疗，调整下丘脑-垂体-卵巢轴的反馈功能，使黄体及时萎缩，子宫内膜及时完整脱落。通常自下次月经前 10～14 日开始，每日口服甲羟孕酮 10 毫克；有生育要求者，给予肌内注射黄体酮；无生育要求者，也可口服单相口服避孕药。绒促性素也可用于此类出血，用法同黄体功能不全。

26. 无排卵型功能失调性子宫出血如何应用药物调整月经周期

　　应用性激素人为地控制流血量并形成周期是治疗月经不调特别是功能失调性子宫出血的一项重要措施，对于无排卵型功能失调性子宫出血的治疗，首先是调整恢复月经周期，其次根据年龄决定是否进行促排卵治疗。

　　无排卵型功能失调性子宫出血应用药物调整月经周期，既可采用雌激素、孕激素序贯疗法，也可雌、孕激素合并应用，还可采取后半周期疗法。

（1）雌激素、孕激素序贯疗法：雌激素、孕激素序贯疗法亦即人工周期疗法，为模拟自然月经周期中卵巢的内分泌变化，将雌激素、孕激素序贯应用，使子宫内膜发生相应变化，引起周期性剥脱。雌激素、孕激素序贯疗法适用于青春期功能失调性子宫出血及育龄期功能失调性子宫出血内源性雌激素水平低者，治疗时用己烯雌酚 1 毫克（诺坤复 1 毫克或妊马雌酮 0.625 毫克），于出血第五日起，每晚 1 次口服，连服 20 日，至服药第 16 日，每日加用黄体酮注射液 10 毫克肌内注射（或甲羟孕酮 8～10 毫克口服），两药同时用完，停药后 3～7 日出血。之后于出血第五日重复用药，一般连续使用 3 个周期。3 个周期后，患者常能自发排卵，月经恢复正常。

（2）雌、孕激素合并应用：雌、孕激素合并应用适用于育龄期功能失调性子宫出血内源性雌激素水平较高者，雌激素使子宫内膜再生修复，孕激素用以限制雌激素引起的子宫内膜增生程度。治疗时可用复方炔诺酮片（口服避孕药 1 号）全量或半量，于出血第五日起，每晚 1 片，连服 20 日，撤药后出现出血，血量一般较少，连续治疗 3 个周期。

（3）后半周期疗法：后半周期疗法适用于更年期功能失调性子宫出血，方法如于月经后半期开始服用甲羟孕酮 8～10 毫克，每日 1 次，连续服 10 日以调节周期，共治疗 3 个周期为 1 个疗程。若疗效不满意，可配合雌激素（诺坤复每日 1 毫克或妊马雌酮每日 0.625 毫克）和或雄激素（甲睾酮每日 5 毫克）。

27. 无排卵型功能失调性子宫出血如何应用药物促排卵

促排卵是治疗无排卵型功能失调性子宫出血的重要一环，促排卵治疗首先应针对其发生原因，调整性腺轴的功能，促进卵泡发育和排卵，以利于正常黄体的形成。

促进卵泡发育的具体治疗措施有：卵泡期使用低剂量雌激素，

协同促卵泡素促进优势卵泡发育;应用氯米芬。氯米芬与内源性雌激素受体竞争结合,促使垂体释放促卵泡素和促黄体生成素;应用绒促性素,在监测到卵泡成熟时使用绒促性素,促进月经中期促黄体生成素峰形成,以加强月经中期促黄体生成素排卵峰。

在促进卵泡发育中,首选药物为氯米芬,氯米芬为非甾体化合物,有微弱雌激素作用,适用于体内有一定雌激素水平的功能失调性子宫出血(黄体功能不足卵泡期过长者)患者,于出血的第五日开始,每晚服 50 毫克,连续 5 日。若排卵失败,可逐渐增加剂量至每日 100~200 毫克。若内源性雌激素不足,可配合少量雌激素。一般连续治疗 3 个周期,不宜长期使用,以免发生卵巢过度刺激综合征或引起多胎妊娠。对于氯米芬疗效不佳者(尤其是不孕者),可考虑用绒促性素或尿绒促性素。

对于黄体功能不足伴催乳素水平升高者,宜用溴隐亭和绒促性素治疗。溴隐亭治疗,随着催乳激素水平下降,可调节垂体分泌促性腺激素,使分泌雌、孕激素增加,从而改善黄体功能。绒促性素治疗通常采用黄体功能刺激疗法,应用绒促性素以促进及支持黄体功能,一般于基础体温上升后开始,隔日肌内注射 2 000~3 000单位,共 5 次,可使血浆黄体酮明显上升,随之月经周期恢复。

28. 有排卵型和围绝经期功能失调性子宫出血如何应用药物调整周期

(1)有排卵型功能失调性子宫出血:有排卵型功能失调性子宫出血的治疗以调整恢复正常月经周期为主,可采取孕激素调经和绒促性素调经。采用孕激素调经,自下次月经前 10~14 日开始,每日口服甲羟孕酮 10 毫克,有生育要求者肌内注射黄体酮,从而起到调节下丘脑-垂体-卵巢轴的反馈功能,使黄体及时萎缩,子宫内膜及时完整脱落。采用绒促性素调经,由于绒促性素有类似黄体生成素的作用,适用于体内促卵泡素有一定水平、雌激素水平中等者,宜在 B 超监测卵泡发育接近成熟时,用绒促性素 5 000~10 000 单位,肌内注射,诱发排卵,同时促进黄体功能。

(2)围绝经期功能失调性子宫出血:围绝经期功能失调性子宫出血的发病机制与卵巢功能衰退相关,卵泡几乎耗尽,尤其剩余卵泡对垂体促性腺激素的反应性低下,雌激素分泌量锐减,对垂体的负反馈变弱,于是促性腺激素水平升高,但不能形成排卵前的高峰,终致发生无排卵型功能失调性子宫出血。但因此期出血合并器质性病变的可能性较大,一般较少采用子宫内膜修复法,取而代之的为诊断性刮宫法,首先要明确功能失调性子宫出血的类型,尚需重点注意除外血液系统、免疫系统、肿瘤性因素等。

对围绝经期功能失调性子宫出血的治疗,以止血为主,在积极止血后,继续用药以控制周期,使无流血期延长至 20 日左右。为此,宜将止血时所用的较高剂量的激素,于血止后逐渐减量,同时减量速度不宜过快。使用性激素人为控制流血量并形成周期是治疗中的一项过渡措施,其目的为一方面暂时性控制患者本身的下丘脑-垂体-卵巢轴,使能恢复正常月经的分泌调节;另一方面直接作用于生殖器官,使子宫内膜发生周期性变化,并按预期时间脱落,所伴出血量不致太多,一般连续用药 3 个周期。在此过程中,务必积极纠正贫血,加强营养,改善体质。调经措施同无排卵型功能失调性子宫出血,因为患者已经没有生育要求,多采用子宫内膜萎缩法,同时也不需促排卵治疗。临床常用后半周期疗法,即于月经后半期开始服用甲羟孕酮 8~10 毫克,每日 1 次,连续服 10 日以调节周期,共治疗 3 个周期为 1 个疗程。若疗效不满意,可配合雌激素(诺坤复每日 1 毫克或妊马雌酮每日 0.625 毫克)和或雄激素(甲睾酮每日 5 毫克)。

29. 如何应用激素治疗闭经

闭经的发生与神经内分泌的调控有关,因此全身体质性治疗和心理学治疗在闭经治疗中占有重要地位。若闭经由于潜在的疾病或营养缺乏引起,应积极治疗全身性疾病,供给足够的营养,保持标准体重。若闭经受应激或精神因素的影响,则应进行耐心的心理治疗,消除精神紧张和焦虑。闭经若由器质性病变引起,应针对病因治疗,先天性畸形(如处女膜闭锁、阴道横膈或阴道闭锁)均可手术治疗,使经血畅流。诊断为结核性子宫内膜炎者,应积极抗结核治疗。卵巢或垂体肿瘤患者诊断明确后,应根据肿瘤的部位、大小和性质制订治疗方案。激素替代和尿绒促性素促排卵是对垂体空蝶鞍性闭经患者的有效治疗方法。

应用激素治疗是治疗闭经的重要方法,通过对闭经患者的检查诊断步骤,即可确定为正常、高或低促性腺激素性闭经,在明确病变环节及病因后,可补充不足或拮抗过多。

(1)正常促性腺激素性闭经:Asherman 综合征常于宫腔镜下分离粘连,插入小儿 Foley 尿管持续 7 日,保持通畅;后续给予大剂量雌激素和孕激素序贯治疗,即妊马雌酮每日 2.5 毫克,共 21 日。甲羟孕酮每日 10 毫克(最后 7 日),共 7 日。共用 6 个月,以重建子宫内膜。

(2)高促性腺激素性闭经:高促性腺激素性闭经可采用激素替代治疗或雌孕激素序贯治疗。激素替代治疗适用于无子宫者,通常用妊马雌酮每日 0.625~1.25 毫克(自小剂量开始),连服 21 日,停药 1 周后重复用药。进行雌孕激素序贯治疗时,通常采用妊马雌酮每日 0.625 毫克,自出血第五日开始,连服 20~22 日,后 10 日配伍甲羟孕酮,每日 10 毫克。治疗目的包括:促进和维持第二性征和月经;负反馈抑制促卵泡激素、黄体生成素,停药后月经或能恢复,也可作为试用促排卵药物的准备治疗;防治心血管系统、骨骼及骨代谢、神经系统等疾病。

(3)低促性腺激素性闭经:无生育要求者,用周期性孕激素疗法,即甲羟孕酮每日 10 毫克,连服 5 日,每 8 周 1 次。要求生育者,以下促排卵药物可单独或联合应用,治疗期间加强监测,警惕可能并发卵巢过度刺激综合征。

促排卵适用于有生育要求的患者。氯米芬适用于有一定内源性雌激素水平者，月经第五日开始，每日 50～100 毫克（从小剂量开始）连用 5 日；若无效，下一周期前可逐步加量。促性腺激素适用于低促性腺激素闭经及氯米芬排卵失败者，撤药性出血第3～5 日始，尿促性素或促卵泡素促卵泡激素（每日 75～150 单位）连续 7～12 日，待优势卵泡成熟时，停用尿促性素，加用绒促性素5 000～10 000 单位，肌内注射，诱发排卵。促性腺激素释放激素激动药（GnRHa）适用于下丘脑性闭经，撤药性出血第五日开始，皮下注射 GnRHa 50～100 微克，连续 7～10 日；待卵泡成熟时，改为每日 2 次，共 2 日。

溴隐亭为多巴胺受体激动药，可抑制垂体泌乳素、催乳素分泌，从而恢复排卵，同时也可抑制垂体分泌泌乳素、催乳素肿瘤的生长，适用于高泌乳素血症伴正常垂体或垂体微腺瘤者，根据血催乳素水平每日服用 2.5～7.5 毫克，从小剂量开始。

此外，治疗闭经还可应用肾上腺皮质激素及甲状腺素，前者适用于先天性肾上腺皮质功能亢进症所致闭经，一般用泼尼松或地塞米松，后者适用于甲状腺功能减退症引起的闭经。

30. 如何应用药物改善经前期综合征患者乳房胀痛及控制精神神经症状

（1）改善乳房胀痛：用乳罩托起乳房，减少含咖啡因的饮料摄入和口服避孕药，有助于改善乳房胀痛，缓解症状。最经济且不良反应较少者，为口服甲地炔诺酮，它能通过阻断乳腺的雌激素受体，消除乳腺的周期性改变，可有效地减轻乳房胀痛及触痛，并可消散乳腺结节或缩小结节体积，不良反应主要是由其雄激素特性所引起的痤疮等。溴隐亭能降低和抑制催乳素分泌，有效地缓解周期性乳房疼痛和消散乳腺结节，但服药后有头晕、恶心、头痛等不良反应者占 40% 左右，为降低不良反应的发生频率和严重程度,治疗应由小剂量开始,首次每日 1.25 毫克,逐渐增量,每日最大剂量为 5 毫克,于月经前 14 日起服用,月经来潮即停药。

(2)控制精神神经症状:经前期综合征患者多数有明显的精神神经症状,不同情况的患者其用药处理方法各不一样。

对于经前焦虑、情感异常症状在一周以下者,应强调体育锻炼,调整饮食结构,补充维生素及矿物质等自助疗法。必要时可于黄体期服镇静催眠药,如甲丙氨酯(眠尔通)200~400 毫克,每日服 3 次。头痛、肌肉痛、盆腹腔痛等症状较突出者,可服用萘普生,首剂 500 毫克,以后 250 毫克,每日 2 次,口服;或甲芬那酸(甲灭酸)250~500 毫克,每日 2~3 次。睡眠异常(入睡容易,但常在半夜醒来,浮想联翩,不能再入睡),且由于失眠导致白天疲乏、情绪改变者,可给予多塞平,开始剂量 10 毫克,需要时可增至 25 毫克,睡前 1~2 小时服。

对于经前加剧的忧郁性情感异常,可在整个周期服用抗抑郁药,如三环抗忧郁药,如于每晚就寝前服去甲替林 25 毫克,需要时可增加剂量至 125 毫克;或氯丙咪嗪 25 毫克,必要时可增至每日 75 毫克。或每日上午服氟西汀 20 毫克。

对于躁狂情绪与轻度抑郁情绪交替出现者,可给予抗躁狂药物丁螺环酮,于月经前 12 日开始服用,每日 25 毫克;或阿普唑仑每日 0.25~0.5 毫克,于月经前 6~14 日服用。阿替洛尔(氨酰心安)可穿越血-脑屏障,阻断中枢神经系统及外围 β 受体,产生交感神经阻滞作用,且有降低血浆肾素活性,抑制醛固酮排出的作用,也可缓解急躁情绪,剂量为每日 50 毫克。

三、月经病的中药治疗

1. 治疗月经病常用的单味中药有哪些

（1）白芍

性味归经：味甘、苦、酸，性微寒。归肝、脾经。

功效应用：平抑肝阳，养血敛阴，缓急止痛，调经。白芍有养血调经之效，适用于血虚或阴虚有热的月经不调、崩漏等，常配当归、熟地黄等同用；若阴虚有热，月经先期、量多，或崩漏不止，可加阿胶、地骨皮等同用。白芍能养肝阴，调肝气，平肝敛阴，缓急止痛，故也用于肝阴不足、肝气不舒或有阳偏亢的头痛、眩晕耳鸣、胸胁疼痛、脘腹四肢拘挛作痛等。治肝阳上亢的头痛眩晕，常配生地黄、牛膝、石决明等同用；治肝郁胁肋疼痛，常配当归、白术、柴胡等同用；治脘腹手足挛急疼痛，常配甘草同用；治肝脾不调，腹痛泄泻，常配防风、白术同用。白芍还能敛阴和营而止汗，所以也用于治疗阴虚盗汗及营卫不和的表虚自汗证。作为敛阴养血、平肝止痛之良药，白芍为最常用的中药之一，许多著名的方剂均用之，在治疗月经病的方剂中应用颇多。

用法用量：水煎服，10～15克；大剂量可用15～30克。平肝敛阴多生用，养血调经多炒用或酒炒用。

注意事项：白芍反藜芦。阳衰虚寒之证不宜单独使用。

（2）阿胶

性味归经：味甘，性平。归肺、肝、肾经。

功效应用：补血，止血，滋阴润燥。阿胶为补血之佳品，用于治疗血虚萎黄，眩晕，心悸，常与熟地黄、当归、黄芪等补益气血药同用。阿胶止血作用良好，用于多种出血证，对出血而兼见阴虚、血虚证者,尤为适宜。治血热吐衄,配蒲黄、生地黄;治冲任不固,崩漏及妊娠下血,月经过多等,可配生地黄、艾叶等,方如胶艾汤。阿胶能滋阴润燥,也用于阴虚证及燥证,治温燥伤肺,干咳无痰,常配麦冬、杏仁等,方如清燥救肺汤;治热病伤阴,虚烦不眠,可配白芍、鸡子黄等,方如黄连阿胶汤;治热病伤阴,液涸风动,可配龟甲、牡蛎、白芍、生地黄等,方如大定风珠。

用法用量:烊化调服,5~15克。止血常用阿胶珠,可以同煎。

注意事项:本品性滋腻,有碍消化,胃弱便溏者慎用。

(3)黄芪

性味归经:味甘,性微温。归脾、肺经。

功效应用:补气升阳,益卫固表,利水消肿,托疮生肌。黄芪擅长补中益气,适用于脾胃气虚证及中气下陷证,凡脾虚气短、食少便溏、倦怠乏力等,常配白术以补气健脾;凡气虚较甚者,多配党参以增强补气作用;凡中焦虚寒者,多配肉桂、白芍等以补气温中;用于脾阳不升,中气下陷之久泻脱肛、内脏下垂者,常与人参、升麻、柴胡等同用,方如补中益气汤。黄芪能补肺气、益卫气以固表止汗,所以也常用于肺气虚及表虚自汗证。根据黄芪补气利尿消肿之功效,也用于气虚水湿失运之水肿、小便不利,常与防己、白术等同用,方如防己黄芪汤。黄芪有较好的补气托毒、排脓生肌之功效,故也可用于气血不足,疮疡内陷的脓成不溃或溃久不敛。此外,黄芪对气虚血亏的面色萎黄、神倦脉虚等,能补气以生血,常与当归等同用;对气虚不能摄血的便血、月经过多、经期延长、崩漏等,能补气以摄血,常与人参、桂圆肉、当归等同用;对气虚血滞不行之肢体痹痛、麻木及半身不遂等,能补气以行滞,常与桂枝、当归、红花、地龙等同用;对气虚津亏之消渴,能补气生津以止渴,常与熟地黄、山药、生地黄等同用。

用法用量:水煎服,10~30克,大剂量30~60克。益气补中宜炙用;其他方面多生用。

注意事项:凡表实邪盛,内有积滞,阴虚阳亢,疮疡阳证、实证等,均不宜用。

(4)党参

性味归经:味甘,性平。归脾、肺经。

功效应用:益气,生津,养血。根据其补中益气之功效,用于中气不足的体虚倦怠、食少便溏等,常配黄芪、白术等;取其补益肺气之功能,用于肺气亏虚的咳嗽气促、语声低弱等,可与黄芪、五味子等同用;党参还有益气生津和益气生血的作用,故也用于气津两伤的气短口渴、气血双亏的面色萎黄、头晕心悸等,可分别与麦冬、五味子等生津药或当归、熟地黄等补血药同用,治疗月经病常用于气血不足、气不摄血引发的月经过少、月经过多、崩漏下血、经期延长等。此外,对气虚外感及正虚邪实之证,亦可随证配解表药或攻里药同用,以扶正祛邪。

用法用量:水煎服,10~30克。

(5)虎杖

性味归经:味苦,性寒。归肝、胆、肺经。

功效应用:利胆退黄,清热解毒,活血祛瘀,祛痰止咳。虎杖苦寒,擅泻中焦瘀滞,降泻肝胆湿热,利胆退黄,又是清热利湿之良药,用于湿热黄疸、淋浊带下,若湿热黄疸,可单用本品煎服即效,亦可与茵陈、黄柏、栀子等配伍,效果更佳;若湿热蕴结膀胱之小便涩痛,淋浊带下,单用即效,亦可配利尿通淋药同用。虎杖有清热解毒作用,也用于烧烫伤、痈肿疮毒、毒蛇咬伤等,若水烫火伤而致肌肤灼痛或溃后流黄水者,单用研末,香油调敷,亦可与地榆、冰片共末,油调敷患处;若湿毒蕴结肌肤所致之痈肿疮毒,以虎杖根烧灰贴用或煎汤洗患处;若治毒蛇咬伤,可取鲜品捣烂敷患处,亦可煎浓汤内服。虎杖有活血祛瘀止痛之功效,也用于血瘀经闭,痛经,跌打损伤,治经闭、痛经常与桃仁、延胡索、红花等同用,治跌打损伤疼痛常与当归、乳香、没药、三七等同用。此外,根据其苦降泻热、化痰止咳之作用,还用于肺热咳嗽;根据其泻下通便作用,亦常用于热结便秘。

用法用量：水煎服，10～30克。外用适量。

注意事项：孕妇忌服。

（6）肉桂

性味归经：味辛、甘，性热。归脾、肾、心、肝经。

功效应用：补火助阳，散寒止痛，温经通脉。肉桂甘热助阳补火，为治命门火衰之要药，常用于治肾阳不足，命门火衰的阳痿宫冷，腰膝冷痛，夜尿频多，滑精遗尿等，多与附子、熟地黄、山茱萸等同用，方如金匮肾气丸、右归饮；若治下元虚衰、虚阳上浮之面赤、虚喘、汗出、心悸、失眠、脉微弱者，可用本品以引火归元，常与山茱萸、五味子、人参、牡蛎等同用。肉桂甘热助阳以补虚，辛热散寒以止痛，用于治疗寒邪内侵或脾胃虚寒之脘腹冷痛，脾肾阳虚的腹痛呕吐、四肢厥冷、大便溏泄，以及寒疝腹痛等。肉桂辛散温通，能通行气血经脉，散寒以止痛，所以也用于风寒湿痹，寒痹腰痛，胸痹，阴疽，以及闭经、痛经。此外，久病体虚、气血不足者，在补气养血方中适当加入肉桂，能鼓舞气血生长。

用法用量：水煎服，2～5克，宜后下；研末冲服，每次1～2克。

注意事项：肉桂畏赤石脂。

（7）生地黄

性味归经：味甘、苦，性寒。归心、肝、肺经。

功效应用：清热凉血，养阴生津。生地黄甘寒质润，苦寒清热，入营分、血分，为清热凉血、养阴生津之要药，用于热入营血，口干舌绛。治湿热病热入营血，壮热神昏，口干舌绛，常与玄参等同用，方如清营汤；治湿热病后期，余热未尽，阴液已伤，夜热早凉，舌红脉数者，常与鳖甲、青蒿、知母等同用，方如青蒿鳖甲汤。生地黄清热泻火，凉血止血，也用于血热妄行，斑疹吐衄。治血热吐衄、便血、崩漏、月经过多、月经先期，常与鲜荷叶、生艾叶、生侧柏叶等同用，方如四生丸；治温热病热入营血，血热毒盛，吐血衄血，斑疹紫黑，常与赤芍、牡丹皮等同用。生地黄甘寒，清热养阴，生津止渴，还用于津伤口渴，内热消渴。治内热消渴常与山药、生黄芪、猪胰子同用；治温病伤阴,肠燥便秘,可与玄参、麦冬等同用,方如增液汤。

用法用量:水煎服,10～30克,鲜品用量加倍,或以鲜品捣汁入药。鲜生地黄味甘苦性大寒,作用与干地黄相似,滋阴之力稍逊,但清热生津、凉血止血之力较强。

注意事项:本品性寒而滞,脾虚湿滞腹满便溏者不宜使用。

(8)白术

性味归经:味苦、甘,性温。归脾、胃经。

功效应用:补气健脾,燥湿利水,固表止汗,安胎。根据白术补气健脾之功效,用于脾胃气虚、运化无力所致的纳差食少,便溏腹泻,脘腹胀满,倦怠乏力等证。治脾气虚弱,食少神疲,常与人参、茯苓等同用,以益气补脾;治脾胃虚寒,腹满泄泻常与人参、干姜等同用,以温中健脾;治脾虚而有积滞,脘腹痞满,常配用枳实、陈皮,以消补兼施。白术既可补气健脾,又能燥湿利水,故还用于脾虚水停之痰饮、水肿、小便不利等。治痰饮常配用桂枝、茯苓等以温脾化饮,方如苓桂术甘汤;治水肿常配茯苓、泽泻等以健脾利湿,方如四逆散。白术能补脾益气,固表止汗,也用于脾虚气弱,肌表不固之汗多等,可单用为散服,亦可与黄芪、浮小麦等同用。根据白术补气健脾、安胎之功效,还用于脾虚气弱之月经过多、经期延长、崩漏下血、胎动不安等。

用法用量:水煎服,10～15克。燥湿利水宜生用,补气健脾宜炒用,健脾止泻宜炒焦用。

(9)艾叶

性味归经:味苦、辛,性温。归肝、脾、肾经。

功效应用:温经止血,散寒调经,安胎。艾叶能温经止血暖宫,用于虚寒出血,尤宜于崩漏,常配阿胶、熟地黄等同用,方如胶艾汤;若配于凉血止血药中,也可用于血热出血,方如四生丸,是防其寒凉太过而留瘀,且可加强止血之效。艾叶能温经散寒,调经止痛,又能止血安胎,故也常用于下焦虚寒或寒客胞宫所致的月经不调、痛经、宫冷不孕、胎漏下血、胎动不安等；治痛经、月经不调、宫冷不孕等，常配香附、当归、肉桂等，方如艾附暖宫丸；治胎漏下血、胎动不安，常配续断、桑寄生等同用。近年来，以艾叶治寒性咳喘，有止咳、祛痰、平喘之功，制成注射液行痔核黏膜层注射治内痔，也有一定疗效。此外，艾叶水煎外洗还可治湿疹瘙痒。

用法用量：水煎服，3～6 克；外用适量。温经止血宜炒炭用；余则生用。治咳喘入煎剂宜后下。

（10）川芎

性味归经：味辛，性温。归肝、胆、心包经。

功效应用：活血行气，祛风止痛。川芎辛散温通，既能活血，又能行气，为"血中之气药"，能"下调经水，中开郁结"，用于血瘀气滞的疼痛诸证，治妇女月经不调、经闭、痛经、产后瘀滞腹痛等。川芎为妇科活血调经之要药，常配当归、桃仁、香附等同用。若血瘀经闭、痛经，配赤芍、桃仁等，方如血府逐瘀汤；若寒凝血瘀者，配桂心、当归等，方如温经汤；若产后恶露不行，瘀滞腹痛，配当归、桃仁等，方如生化汤。治肝郁气滞，胁肋疼痛者，常配柴胡、白芍、香附等，方如柴胡疏肝散；若心脉瘀阻，胸痹心痛者，常配丹参、桂枝、檀香等。此外，伤科之跌打损伤、外科之疮疡痈肿亦可用之，治跌打损伤、瘀血肿痛常配三七、乳香、没药等同用，以活血消肿止痛；治痈疡脓已成而正虚难溃者，常配黄芪、当归、皂角刺等，以托毒透脓，方如透脓散。近年来，以川芎及川芎为主的复方治冠心病心绞痛有较好的疗效。川芎辛温升散，能"上行头目"，祛风止痛，故也用于头痛、风湿痹痛，治头痛无论风寒、风热、风湿、血虚、血瘀均可随证配伍用之，前人有"头痛不离川芎"之说；治风湿痹证、肢体疼痛麻木，川芎能"旁通络脉"，祛风活血止痛，常配独活、桂枝、防风等祛风湿通络药同用。

用法用量：水煎服，3～10 克。

注意事项：阴虚火旺、多汗及月经过多者均应慎用。

（11）当归

性味归经：味甘、辛，性温。归肝、心、脾经。

功效应用：补血，活血，调经，止痛，润肠。当归甘温质润，为补血之要药，用于心肝血虚，面色萎黄，眩晕心悸等，常配熟地黄、白芍等同用，方如四物汤。当归既能补血、活血，又能调经，为妇科要药，故用于血虚或血虚而兼有瘀滞的月经不调、痛经、经闭等，因于气滞血瘀者，常配香附、桃仁、红花等；因于寒凝者，常配肉桂、艾叶；因偏血热者，则常配赤芍、牡丹皮等。当归补血活血，又兼能散寒止痛，故随证加减也用于血虚、血滞而兼有寒凝及跌打损伤、风湿痹阻的疼痛证，如治血滞兼寒的头痛，常配川芎、白芷等；治气血瘀滞的胸痛、胁痛，常配郁金、香附等；治虚寒腹痛，常配桂枝、白芍等；治血痢腹痛，常配黄芩、黄连、木香等；治癥瘕积聚，常配三棱、莪术等；治跌打损伤，常配乳香、没药等；治风湿痹痛、肢体麻木，常配羌活、桂枝、秦艽等。当归既能活血消肿止痛，又能补血生肌，故亦为外科所常用，用于疮疡初期常配金银花、连翘、炮穿山甲等，以消肿止痛；用于痈疽溃后，气血亏虚，常配人参、黄芪、熟地黄等，以补血生肌。此外，根据当归养血润肠通便之功效，还用于血虚肠燥便秘，常配火麻仁、肉苁蓉等。

用法用量：水煎服，5～15克。一般生用，为加强活血则酒炒用。又通常补血用当归身，活血用当归尾，和血（补血活血）用全当归。

（12）熟地黄

性味归经：味甘，性微温。归肝、肾经。

功效应用：补血滋阴，益精填髓。熟地黄为补血要药，适用于血虚萎黄，眩晕，心悸失眠，月经不调，崩漏等证，常与当归、白芍同用，并随证配伍相应的药物。熟地黄还为滋阴的主药，也常用于治疗肾阴不足的潮热骨蒸，盗汗，遗精，消渴等，常与山茱萸、山药等同用，方如六味地黄丸。根据熟地黄补精益髓之功效，还用于治疗肝肾精血亏虚所致的腰膝酸软，眩晕耳鸣，须发早白等，常与制何首乌、枸杞子、菟丝子等补精血、乌须发药同用。

用法用量:水煎服,10～30 克。

(13)三七

性味归经:味甘、微苦,性温。归肝、胃经。

功效应用:化瘀止血,活血定痛。三七既能止血,又能散瘀,药效卓著,有止血而不留瘀、化瘀而不伤正之特点,诚为血证之良药,用于各种内外出血证,尤以有瘀者为宜,单味内服或外用即可奏效,用于治咯血、吐血、便血、尿血、月经过多、崩漏及外伤出血等,亦可配花蕊石、血余炭等同用,方如化血丹。三七能活血化瘀而消肿定痛,为伤科要药,用于跌打损伤,瘀滞疼痛,可单味内服或外敷,或配活血行气药同用。此外,近年以其活血化瘀之功,广泛应用于治疗冠心病心绞痛、缺血性脑血管病、脑出血后遗症、慢性肾炎、肾病综合征、慢性肝炎等。

用法用量:多研末服,每次 1～1.5 克;亦可入煎剂,3～10 克;外用适量,研末调敷。

(14)茜草

性味归经:味甘,性寒。归肝经。

功效应用:活血化瘀止痛,通经。茜草苦寒泄降,专入肝经血分,能凉血止血,又能活血散瘀,用于血热夹瘀的出血证。治吐血、衄血等,常配大蓟、侧柏叶等,方如十灰散;若冲任不固之崩漏、月经过多等,则配黄芪、白术、海螵蛸等,方如安冲汤。茜草能消瘀滞,通血脉,利关节,常用于血瘀经闭及跌打损伤、风湿痹痛等,尤多用于妇科疾病。治血瘀经闭、月经过少,常配桃仁、红花、当归等同用;治跌打损伤及风湿痹痛,可单味泡酒服,或配其他活血疗伤药及祛风通络药同用。

用法用量:水煎服,10～15 克。止血炒炭用,活血通经生用或酒炒用。

(15)龟甲

性味归经:味甘、咸,性寒。归肝、肾、心经。

功效应用:滋阴潜阳,益肾健骨,固经止血,养血补心。龟甲既能滋补肝肾之阴而退内热,又可潜降肝阳而息风,用于阴虚内热,阴虚阳亢及热病阴虚风动等证。治阴虚内热,骨蒸盗汗,常配熟地黄、知母,黄柏等,方如大补阴丸;治阴虚阳亢,头晕目眩,常配生地黄、石决明、菊花等同用;治热病伤阴,虚风内动,手足蠕动,常配生地黄、牡蛎、鳖甲等。龟甲能滋补肾阴以固冲任,又性寒清热,兼能止血,用于治疗阴虚血热,冲任不固之月经过多、崩漏等,常配椿根皮、黄柏、香附等同用,方如固经丸。龟甲还能益肾健脾,补血滋阴,所以凡肾虚腰膝痿软、筋骨不健等,皆可用之,常配熟地黄、锁阳、牛膝等。另外,龟甲还有养血补心之效,还用于心虚惊悸,失眠,健忘,常与龙骨、远志等配伍。

用法用量:水煎服,15~30克,宜先煎。

(16)牡丹皮

性味归经:味苦、辛,性微寒。归心、肝、肾经。

功效应用:清热凉血,活血散瘀。牡丹皮微寒,能清营分、血分实热,有凉血止血之功,用于治疗斑疹吐衄,治温病热入营血,迫血妄行,发斑发疹,吐血衄血,多与生地黄、赤芍等同用。牡丹皮辛寒,善于清透阴分伏热,故用于温邪伤阴,阴虚发热,多用于治温病后期,邪伏阴分,津液已伤,夜热早凉,热退无汗之证,常与鳖甲、生地黄、知母等同用,方如青蒿鳖甲汤。牡丹皮苦寒,能清热凉血,散瘀消痈,故还用于治疗痈疡肿毒、肠痈腹痛,治火毒炽盛,痈肿疮毒,可与金银花、连翘、蒲公英等同用;治肠痈初起,多配大黄、芒硝、桃仁等,方如大黄牡丹汤。

用法用量:水煎服,6~12克。散热凉血生用,活血散瘀酒炒用,止血炒炭用。

注意事项:血虚有寒,月经过多者及孕妇不宜用。

(17)红花

性味归经:味辛,性温。归心、肝经。

功效应用:活血通经,祛瘀止痛。红花辛散温通,专入血分,功能活血祛瘀,通调经脉,用于血滞经闭,痛经,产后瘀滞腹痛等证,常配桃仁、当归、川芎等相须为用。治闭经,配当归、莪术、肉桂等同用,方如膈下逐瘀汤;治痛经,可配赤芍、延胡索、香附等,以理气活血止痛,亦可单用。红花能活血祛瘀消癥,通畅血脉,消肿止痛,故用于癥瘕积聚,心腹瘀痛,跌打损伤,以及血脉闭塞之紫肿疼痛等,治癥积,常配三棱、莪术等;治跌打损伤、瘀滞肿痛,常配苏木、乳香、没药等,或用红花酊、红花油涂擦;治心脉瘀阻、胸痹心痛,常配桂枝、瓜蒌、丹参等。取红花活血化斑之功,还用于斑疹色暗、热郁血瘀者,常配当归、紫草、大青叶等以活血凉血,泻热解毒。

用法用量:水煎服,3~9克;外用适量。

注意事项:孕妇忌服,有出血倾向者不宜多用。

(18)桃仁

性味归经:味苦、甘,性平。有小毒。归心、肝、大肠经。

功效应用:活血祛瘀,润肠通便。桃仁味苦入心肝血分,擅泻血滞,祛瘀力较强,又称破血药,用于多种瘀血证,如经闭、痛经、产后瘀滞腹痛及癥积、跌打损伤等。治血瘀经闭、痛经,常配红花、当归、川芎等同用,方如桃红四物汤;治产后瘀滞腹痛,常配炮姜、川芎等,方如生化汤;治癥积痞块,常配桂枝、牡丹皮、赤芍等,方如桂枝茯苓丸,或配三棱、莪术等;若体内瘀血较重,需破血下瘀者,可配大黄、芒硝、桂枝等,方如桃核承气汤;治跌打损伤,瘀肿疼痛,常配当归、红花、大黄等,方如复元活血汤。桃仁含油脂,能润燥滑肠,用于肠燥便秘,常配当归、麻仁等同用,方如润肠丸。桃仁擅泻血分之壅滞,痈之成者,热毒壅聚、气血凝滞所致,所以也用于肺痈、肠痈,常配清热药同用,以清热解毒、活血消痈。治肺痈,配苇茎、冬瓜仁,方如苇茎汤;治肠痈,配大黄、牡丹皮,方如大黄牡丹汤,亦可配红藤、败酱草、冬瓜仁等同用。此外,桃仁还可用于治疗咳嗽气喘,有止咳平喘作用,常配杏仁等同用。

用法用量:水煎服,5~10克,宜捣碎入煎。

注意事项:孕妇忌服;便溏者慎用。有毒,不可过量,过量可出现头痛、目眩、心悸,甚至呼吸衰竭而死亡。

(19)赤芍

性味归经:味苦,性微寒。归肝经。

功效应用:清热凉血,散瘀止痛。赤芍苦寒,主入肝经,善走血分,能清肝火,除血分瘀热而有凉血、止血、散瘀消斑之功,用于热入营血,斑疹吐衄。用于温病热入营血、斑疹紫暗及血热吐衄,常配生地黄、牡丹皮等同用。赤芍苦降,有活血通经,散瘀消癥,行滞止痛的功效,也用于经闭、癥瘕、跌打损伤、痈肿疮毒。治血热瘀滞、闭经、痛经,常配益母草、丹参、泽兰等同用,治血瘀癥瘕,可与牡丹皮、桃仁、桂枝等同用,方如桂枝茯苓丸;治跌打损伤、瘀肿疼痛,多与乳香、没药、血竭等同用;以疗伤止痛;治热毒壅盛,痈肿疮毒,常与金银花、连翘、栀子等同用。此外,根据赤芍能清泻肝火、散瘀止痛之作用,还用于治疗目赤翳障,常配菊花、木贼、夏枯草等同用。

用法用量:水煎服,6~15克。

注意事项:赤芍反藜芦。血寒经闭者不宜用。

(20)丹参

性味归经:味苦,性微寒。归心、肝经。

功效应用:活血调经,凉血消痈,安神。丹参能活血化瘀,善调妇女经水,《妇人明理论》有"一味丹参散,功同四物汤"之说,为妇科要药,用于妇女月经不调,痛经,闭经,产后瘀滞腹痛等,可单味为末酒调服,亦常配当归、川芎、益母草等同用,以加强疗效。丹参为活血化瘀之要药,广泛应用于各种瘀血证,用于血瘀之心胸、脘腹疼痛及癥瘕积聚、风湿痹痛等,治胸痹心痛、脘腹疼痛常配檀香、砂仁等同用,方如丹参饮;治疗冠心病心绞痛,常配降香、川芎、红花等同用,亦可单用;治癥瘕积聚常配三棱、莪术等以祛瘀消癥;治风湿痹痛则配防风、秦艽等祛风湿药同用。丹参性寒凉血,又能活血,有清瘀热以消痈肿之功,故也用于疮疡痈肿,常配金银花、连翘等清热解毒药同用。根据丹参凉血安神之功,还用于热病烦躁及杂病之心悸心烦失眠等。近年来,以丹参治疗缺血性中风、动脉粥样硬化、病毒性心肌炎、慢性肝炎、肝硬化、支气管哮喘、慢性肺源性心脏病等,也均取得了较好的疗效。

用法用量:水煎服,5～15克。活血化瘀宜酒炙用。

注意事项:丹参反藜芦。

(21)山楂

性味归经:味酸、甘,性微温。归脾、胃、肝经。

功效应用:消食化积,行气散瘀。山楂有消积化滞之功,尤为消化油腻肉食积滞之要药,用于肉食积滞证,凡肉食积滞之脘腹胀痛、嗳气吞酸、腹痛便溏者,单用煎服有效,或配莱菔子、神曲等同用;若治食积气滞腹胀满疼痛较甚者,宜与青皮、枳实、莪术等同用。山楂能行气止痛,也用于泻痢腹痛,疝气痛。治泻痢腹痛,可用焦山楂水煎服,亦可与木香、槟榔、枳壳等同用;治疝气作痛,可与橘核、荔枝核等同用。山楂性温能通行气血,有活血祛瘀止痛之功,故也常用于治疗瘀阻胸腹痛、痛经、闭经等。治产后瘀阻腹痛、恶露不尽,或瘀阻痛经、闭经,可单用本品水煎服,或配川芎、当归、益母草等同用;治瘀滞胸胁痛,可与川芎、桃仁、红花等同用。现代单用本品治疗高血压,冠心病,高脂血症,慢性肝炎,慢性胃炎,肝硬化,细菌性痢疾,神经衰弱,消化不良等,均取得了较好疗效。

用法用量:水煎服,10～15克;大剂量可用30克。生山楂用于消食散瘀,焦山楂用于止泻止痢。

注意事项:无积滞者慎服。

(22)瞿麦

性味归经:味苦,性寒。归心、小肠、膀胱经。

功效应用:利尿通淋,活血通经。瞿麦苦寒降泻,能清心与小肠火,导热下行,而有利尿通淋之功,为治淋之要药,用于治疗湿热诸淋,尤以热淋、血淋最为适宜,常与萹蓄、木通、车前子等同用,方如八正散。治石淋,与金钱草、海金沙配伍;治血淋,则与琥珀、牛膝、大蓟、小蓟等同用。瞿麦还能活血通络,也用于血热瘀阻之经闭和月经不调,常与桃仁、红花、丹参、赤芍等同用。

用法用量:水煎服,10～15克。

注意事项:孕妇忌服。

(23)香附

性味归经:味辛、微苦、微甘,性平。归肝、脾、三焦经。

功效应用:疏肝理气,调经止痛。香附辛能通行,苦能疏泄,微甘缓急,为疏肝解郁、行气止痛之要药,用于气滞胁痛,腹痛。治肝气郁结之胁肋胀痛,多与柴胡、川芎、枳壳等同用,方如柴胡疏肝散;治寒凝气滞、肝气犯胃之胃脘疼痛,可配高良姜同用,方如良附丸;治寒疝腹痛,多与小茴香、乌药、吴茱萸等同用。香附有疏肝解郁、行气散结、调经止痛之功效,常用于肝郁月经不调,痛经,乳房胀痛等。治月经不调、痛经,多与柴胡、川芎、当归等同用;治乳房胀痛,多与柴胡、青皮、瓜蒌皮等同用。

用法用量:水煎服,6～12克。醋炙止痛加增强。

(24)炮姜

性味归经:味苦、涩,性温。归脾、肝经。

功效应用:温经止血,温中止痛。炮姜主入脾经,能温经止血,用于虚寒性吐血、便血、月经过多、崩漏等。对脾阳虚、脾不统血者,此为首选要药,可单味用之,亦可配收敛止血药同用,如《证治准绳》中治冲任虚寒、崩漏下血,配棕榈、乌梅同用之如圣散。临床常配人参、黄芪、附子等同用,以达益气助阳温经止血之功。炮姜能温中止痛、止泻,用于虚寒腹痛、腹泻等,可单用或配附子等同用,如《千金要方》单用本品治中寒水泻,若产后血虚寒凝,小腹疼痛,则配当归、川芎等同用,方如生化汤。

用法用量:水煎服,3～6克。炮姜末成炭者偏于温中散寒,主要用于虚寒腹痛腹泻;炮姜炭则专于温经止血,宜于血证。

（25）益母草

性味归经：味苦、辛，性微寒。归肝、心、膀胱经。

功效应用：活血调经，利水消肿。益母草苦泻辛散，主入血分，善于活血祛瘀调经，为妇科经产要药，故有益母之名，用于血滞经闭、痛经、经行不畅、产后瘀滞腹痛、恶露不尽等，可单用熬膏，如益母草膏，亦常配当归、川芎、赤芍等，以加强活血调经之功，方如益母丸。根据益母草利水消肿、活血化瘀之功效，还用于水肿、小便不利，对水瘀互阻的水肿尤为适宜，可单用，亦可与白茅根、泽兰等同用，近代用于治疗各种肾炎取得了较好的疗效。此外，根据益母草清热解毒消肿之功，还用于跌打损伤、疮痈肿毒及皮肤痒疹等。

用法用量：水煎服，10～30克，或熬膏，入丸剂。外用适量捣敷或煎水外洗。

注意事项：孕妇忌服，血虚无瘀者慎用。

（26）玫瑰花

性味归经：味甘、微苦，性温。归肝、脾经。

功效应用：行气解郁，活血止痛。玫瑰花芳香疏泄，有疏肝解郁、醒脾和胃、行气止痛之功，用于肝胃气滞证，用治肝郁犯胃之胸胁脘腹胀痛，呕恶食少，可与香附、佛手、砂仁等同用。玫瑰花能行气解郁调经、活血散瘀以止痛，故常用于月经不调、经前乳房胀痛、跌打伤痛等，治肝气郁滞之月经不调、经前乳房胀痛，可与当归、川芎、白芍等同用；治跌打伤痛，多与赤芍、桃仁、红花等同用。

用法用量：水煎服，3～6克。

（27）棕榈炭

性味归经：味苦、涩，性平。归肝、肺、大肠经。

功效应用：收敛止血。棕榈炭苦涩，能收敛止血，用于多种出血证，如吐血、衄血、崩漏、月经过多、便血、尿血等，尤多用于崩漏，以无瘀滞者为宜。治妇女崩漏，可单味用之，亦常配血余炭、侧柏叶等同用；若属血热妄行之吐血、衄血、咯血等，则配小蓟、栀子等，方如十炭散；若属虚实寒性出血，冲任不固之崩漏下血，则配炮姜、乌梅，临床亦常与黄芪、白术、海螵蛸等益气固崩之品同用，以治疗妇女崩漏、月经过多。此外，还用棕榈炭治疗久泻久痢，妇女带下等证，亦取其收涩之功。

用法用量：水煎服，3～10克；研末服，1～1.5克。

注意事项：瘀滞之出血忌用。

（28）海螵蛸

性味归经：味咸、涩，性微温。归肝、肾经。

功效应用：固精止带，收敛止血，制酸止痛，收湿敛疮。海螵蛸温涩收敛，有固精止带之功，治肾虚遗精者，常与山茱萸、菟丝子、沙苑子等同用，以补肾固精；治妇女赤白带下，可与白芷、血余炭等同用。海螵蛸能收敛止血，所以也用于治疗月经过多、崩漏下血、吐血、便血及外伤出血。治月经过多、崩漏下血者，常与茜草、棕榈炭、五倍子等同用，方如固冲汤；治吐血、便血者，常与白及同用，以增强收敛止血之功；治外伤出血者，可单用研末外敷。根据海螵蛸良好的制酸止痛作用，还用于胃痛吐酸，常与延胡索、白及、贝母、瓦楞子等合用。此外，根据其外用收湿敛疮之作用，也用于治疗湿疮、湿疹和溃疡久不愈合等。

用法用量：水煎服，6～12克，散剂酌减；外用适量。

（29）鸡血藤

性味归经：味苦、甘，性温。归肝经。

功效应用：行血补血，调经，舒筋活络。鸡血藤既能活血，又能补血，对血瘀、血虚之证均适用，用于月经不调、经行不畅、痛经、血虚经闭等证，若因瘀滞者，配川芎、红花、香附等以活血化瘀调经；若因血虚者，则配熟地黄、当归等以养血调经。鸡血藤能养血活血而舒筋活络，用于风湿痹痛及手足麻木、肢体瘫痪、血虚萎黄等，治风湿痹痛、关节痛、肢体麻木，配祛风湿药同用；治中风后肢体瘫痪，配益气养血活血通络同用；用于血虚萎黄，则配补益气血药同用。近年来,以鸡血藤糖浆治疗白细胞减少症有一定疗效。

用法用量:水煎服,10～15 克,大剂量可用至 30 克,或浸酒服,或熬成膏服。

(30)墨旱莲

性味归经:味甘、酸,性寒。归肝、肾经。

功效应用:补肝肾阴,凉血止血。墨旱莲能补肝肾之阴,适用于肝肾阴虚的头晕目眩,须发早白,腰膝酸软等,常与女贞子同用,方如二至丸。由于其还有凉血止血之功效,所以还用于阴虚血热所致的咯血、衄血、便血、尿血、月经过多、月经先期、崩漏等,可单用,也常配生地黄、阿胶、蒲黄等滋阴凉血止血药,以增强疗效。外用也可止血。

用法用量:水煎服,10～15 克。外用适量。

2. 治疗月经病常用的中药方剂有哪些

(1)圣愈汤(《医宗金鉴》)

组成:熟地黄、人参各 20 克,白芍、当归各 15 克,川芎 8 克,黄芪 18 克。

用法:每日 1 剂,水煎分早晚服。

功效:益气,补血,摄血。

主治:月经先期而至,量多色淡,四肢乏力,体倦神疲,舌淡苔薄,脉细弱。

方解:方中熟地黄、白芍养血滋阴;当归、川芎补血活血,行血中之气;人参、黄芪大补元气,以气统血,诸药配合,共达益气摄血补血之效。

按语:本方以月经先期量多,体倦神疲,肢软乏力,舌淡苔薄,脉细弱为辨证要点。现在常用本方根据辨证加减治疗月经过多、贫血、神经衰弱、手术后伤口长期不愈合、全血细胞减少等。

(2)归脾汤(《济生方》)

组成:白术、茯苓、黄芪、桂圆肉、酸枣仁各 30 克,人参、木香各 15 克,炙甘草 8 克,当归、远志各 3 克。

用法:每日 1 剂,加生姜 6 克,大枣 3～5 枚,水煎服;亦可制成蜜丸,每丸约重 15 克,每次 1 丸,每日 3 次,空腹时温开水送服。

功效:益气补血,健脾养心。

主治:心脾两虚,思虑过度,劳伤心脾,气血不足,心悸怔忡,健忘失眠,盗汗虚热,食少体倦,面色萎黄,舌质淡,苔薄白,脉细缓。也用于脾不统血之便血,妇女崩漏,月经超前,量多色淡,或淋漓不止,带下等。

方解:方中人参、黄芪、白术、炙甘草、生姜、大枣甘温补脾益气;当归甘辛温养肝血而生心血;茯苓、酸枣仁、桂圆肉甘平养心安神、远志交通心肾而定志宁心;木香理气醒脾,以防益气补血药滋腻滞气,有碍脾胃运化功能。全方养心与益脾并进,益气与养血相融,能益脾气,扶脾阳,养肝血,故便血、崩漏、带下诸证可愈。

按语:本方以心悸怔忡,健忘失眠,面色萎黄,崩漏带下,舌质淡,苔薄白,脉细弱为辨证要点。现在常用本方根据辨证加减治疗神经衰弱、失眠、眩晕、崩漏、月经过多、功能失调性子宫出血、血小板减少性紫癜、再生障碍性贫血、白细胞减少症、特发性水肿等。

(3)逍遥散(《太平惠民和剂局方》)

组成:柴胡、当归、白芍、白术、茯苓各 30 克,炙甘草 15 克。

用法:上药共为细末,每次 6～9 克,每日 2 次,加煨姜、薄荷少许,煎汤温服。

功效:疏肝解郁,健脾养血。

主治:肝郁血虚所致的两胁作痛,头痛目眩,口燥咽干,神疲食少,寒热往来,月经不调,乳房作胀,舌质淡红,脉弦而虚。

方解:本方为调和肝脾之名方。方中柴胡疏肝解郁,当归、白芍养血柔肝,尤其当归之芳香可以行气,味甘可以缓急,更是肝郁血虚之要药,上述三药配合,补肝体而助肝用,共为主药。配伍入脾之茯苓、白术为辅,健脾去湿,以达补中理脾之用,使运化有权,气血有源。加入少许薄荷、生姜共为佐药,温胃和中,助柴胡以散肝郁。炙甘草为使者,益气补中,缓肝之急,助健脾并调和诸药。如此配伍,使肝郁得解,血虚得养,脾虚得补,气血兼顾,肝脾并治,立法全面,用药周到,故为调和肝脾之常用方剂。

按语:本方以两胁作痛,头痛目眩,神疲食少,或月经不调,或乳房作胀,脉虚弦为辨证要点。现在常用本方根据辨证加减治疗急性肝炎、慢性肝炎、慢性胃炎、慢性胆囊炎、胆石症、慢性结肠炎、绝经期综合征、月经不调、痛经、带下病、盆腔炎、乳腺增生病、神经衰弱、视神经萎缩等。现代药理研究证实,本方具有保护肝脏、镇静解痉、促进消化、调节子宫功能,以及补血、健胃等多种作用。

(4)四物汤(《太平惠民和剂局方》)

组成:当归 10 克,川芎 8 克,白芍、熟地黄各 12 克。

用法:上药研粗末,每次 9 克,水煎服;亦可每日 1 剂,水煎服。

功效:补血调血。

主治:冲任虚损,月水不调,脐腹疼痛,崩中漏下;血瘕块硬,时发疼痛;妊娠胎动不安,血下不止;产后恶露不下,少腹坚痛,时作寒热;面色萎黄,唇爪无华,舌质淡,脉弦细或细涩。

方解:方中当归补血、活血,熟地黄补血,共为主药;川芎入血分理血中之气;白芍敛阴养血。全方尽属血分药,但组合得体,补血而不滞血,行血而不破血,补中有散,散中有收,构成补血要剂。

按语:本方以面色萎黄,唇爪无华,舌质淡,脉弦细或细涩为辨证要点。现在常用本方根据辨证加减治疗月经不调、功能失调性子宫出血、黄体功能不全、盆腔炎、宫外孕、胎位异常、血小板减少性紫癜、产后发热、急慢性肾炎、神经性头痛、荨麻疹、老年皮肤瘙痒症、慢性风疹等。

(5)胶艾汤(《金匮要略》)

组成:白芍、熟地黄各 12 克,艾叶、当归各 9 克,川芎、阿胶、甘草各 6 克。

用法：每日 1 剂，水煎去渣取汁，或加清酒适量，入阿胶烊化，温服。

功效：补血止血，调经安胎。

主治：妇女冲任虚损，崩中漏下，月经过多，淋漓不止，或流产后下血不绝，或妊娠下血，腹中疼痛者。

方解：方中阿胶补血止血，艾叶温经止血，二者又为调经安胎、治崩止漏的要药，共为主药。熟地黄、当归、白芍、川芎取四物汤之意，补血调经，并能活血调血，以防出血日久留瘀，共为辅佐药。甘草调和诸药，配阿胶则善于止血，配白芍能缓急止痛，加入清酒助药力运行，亦防出血日久留瘀之意，为使药。诸药合用，以补血止血为主，兼以调经安胎，为治疗血虚崩漏及安胎的常用方剂。

按语：本方以月经过多，妊娠下血，产后下血不止，舌淡苔白，脉细为辨证要点。现在常用本方根据辨证加减治疗月经过多、产后恶露不净、功能失调性子宫出血、先兆流产、习惯性流产、宫外孕、取环后出血、出血性紫癜等。凡阴虚血热、热证及气滞血瘀之实证禁用。

(6)清经散(《傅青主女科》)

组成：牡丹皮、白芍、生地黄各 9 克，地骨皮 15 克，青蒿 6 克，茯苓 3 克，黄柏 1.5 克。

用法：每日 1 剂，水煎分早晚服。

功效：清热凉血。

主治：肾中水火两旺，月经先期量多，色深红或紫，质黏稠，舌红苔黄，脉数。

方解：方中牡丹皮、黄柏、青蒿清热泻火，为主药；生地黄、地骨皮清热凉血，为辅药；白芍柔肝和阴，茯苓行水泻热为佐药。全方虽属清热泻火之剂，但有养阴凉血之品，使热去而阴不伤，血安而经自调。

按语:本方以经来先期、量多,色深红或紫,质黏稠,舌红苔黄,脉数为辨证要点。现在常用本方根据辨证加减治疗月经先期、倒经、月经过多、经行水肿、经行下痢等。如见经行腹痛,加香附、乌药;经行量多有块,加炒蒲黄、茜草;血热甚,加知母、炒地榆、炒槐花等。

(7)八珍汤(《正体类要》)

组成:当归、白术各10克,川芎、炙甘草各5克,白芍、茯苓各8克,熟地黄15克,人参3克。

用法:每日1剂,加生姜3片,大枣2枚,水煎服;亦可制成丸剂,每次6~9克,每日2~3次,温开水送服。

功效:补益气血。

主治:气血两虚,面色苍白或萎黄,头晕眼花,四肢倦怠,气短懒言,心悸怔忡,食欲减退,舌质淡,苔薄白,脉细虚。

方解:方中人参、白术、茯苓、炙甘草补脾益气;当归、白芍、熟地黄滋养心肝;加川芎入血分而理气,则当归、熟地黄补而不滞;加生姜、大枣助人参、白术入气分以调和脾胃。全方配合,共收气血双补之功。

按语:本方以面色苍白或萎黄,头晕眼花,四肢倦怠,气短懒言,舌质淡,苔薄白,脉细弱或虚大无力为辨证要点。现在常用本方根据辨证加减治疗白细胞减少症、慢性萎缩性胃炎、习惯性流产、席汉综合征、功能失调性子宫出血、月经不调、痹证、脱发等。

(8)温经汤(《金匮要略》)

组成:吴茱萸、当归、阿胶、麦冬各9克,白芍、川芎、人参、桂枝、牡丹皮、生姜、半夏、甘草各6克。

用法:每日1剂,水煎分早晚服。

功效:温经散寒,祛瘀养血。

主治:冲任虚寒,瘀血阻滞,漏下不止,月经不调,或前或后,或逾期不止,或一月再行,或经停不至,而见傍晚发热,手心烦热,唇口干燥,少腹里急,腹满,不孕症等。

方解:方中吴茱萸、桂枝温经散寒,通利血脉,为主药。当归、川芎、白芍活血祛瘀,养血调经;牡丹皮祛瘀通经,并退虚,共为辅药。阿胶、麦冬养阴润燥而清虚热,阿胶还能止血;人参、甘草益气健脾,以资生血之源,并达统血之用;冲脉、任脉均与足阳明胃经相通,半夏能通降胃气而散结,有助于祛瘀调经;生姜温胃气以助生化,共为佐药。甘草又能调和诸药,兼为使药。诸药合用,共奏温经通脉,养血祛瘀之效,则瘀血祛,新血生,虚热消,月经调,而病自解。

按语:本方以月经不调,少腹冷感,舌质暗或有瘀点,脉涩为辨证要点。现在常用本方根据辨证加减治疗不孕症、功能失调性子宫出血、闭经、痛经、月经后期、子宫发育不良、卵巢囊肿、阴道炎、带下、先兆流产等。血热者慎用。现代药理研究证实,本方有调节性激素,促进新陈代谢,改善末梢循环,促进子宫发育的作用,对子宫还有兴奋和抑制的双向调节作用。

(9)保阴煎(《景岳全书》)

组成:生地黄、熟地黄、白芍各 6 克,黄芩、黄柏、山药、续断各 4.5 克,甘草 3 克。

用法:每日 1 剂,水煎分早晚服。

功效:凉血滋阴,清热止血。

主治:阴虚内热,带下淋浊,色赤带血,血崩便血,月经先期,脉滑。

方解:方中熟地黄、白芍养血敛阴;生地黄清热凉血,养阴生津;黄芩、黄柏清热泻火,直折热邪;续断固肾止血;甘草调和诸药。上药配合,共奏滋阴凉血止血之功效。

按语:本方以五心烦热,带下淋浊,经来量多,舌红脉数为辨证要点。现在常用本方根据辨证加减治疗月经先期、功能失调性子宫出血、宫颈炎、更年期综合征、先兆流产、习惯性流产、不孕症、阴挺等。

（10）失笑散（《太平惠民和剂局方》）

组成：五灵脂、蒲黄各等份。

用法：将五灵脂、蒲黄共为细末，每次6克，用黄酒或醋冲服。亦可作汤剂水煎服，用量酌定。

功效：活血祛瘀，散结止痛。

主治：瘀血停滞，心腹剧痛，或产后恶露不行，或月经不调，少腹急痛。

方解：方中五灵脂、蒲黄相须为用，通利血脉，祛瘀止痛。用醋或黄酒冲服，取其活血脉，行药力，化瘀血，以加强活血止痛之作用。本方药性平和，合用以奏祛瘀止痛、推陈致新之力。

按语：本方以瘀血积滞作痛，舌质暗红有瘀点，脉涩为辨证要点。现在常用本方根据辨证加减治疗冠心病心绞痛、上消化道出血、子宫肌瘤、痛经、产后腹痛、崩漏、子宫内膜异位症等。胃气虚弱者慎用，孕妇忌服。

（11）四君子汤（《太平惠民和剂局方》）

组成：人参10克，白术、茯苓各9克，甘草6克。

用法：每日1剂，水煎分早晚服。

功效：益气健脾。

主治：脾胃气虚，面色萎黄，语声低微，四肢乏力，食少便溏，舌质淡，脉细缓。

方解：方中以人参为主药，甘温补元气，健脾养胃；白术为辅药，苦温健脾燥湿；佐以茯苓甘淡渗湿健脾；茯苓、白术合用，健脾除湿之功更强，促进运化；使以甘草，甘温调中。全方配合，共奏益气健脾之功。

按语：本方以疲乏无力，饮食减少，舌淡苔白，脉虚弱为辨证要点。现在常用本方根据辨证加减治疗急性胃炎、慢性胃炎、胃溃疡、十二指肠溃疡、胃功能减退、消化不良、慢性肝炎、慢性胆囊炎、妊娠呕吐、崩漏、月经量多、子宫肌瘤、妊娠呕吐、乳糜尿等。现代药理研究证实，本方具有调整胃肠功能，提高肝糖原，升高白细胞，改善血液循环,增强机体免疫功能,调整内分泌等多种作用。

(12)补中益气汤(《脾胃论》)

组成:黄芪 15～30 克,人参、当归、白术各 10 克,甘草 5 克,陈皮 6 克,升麻、柴胡各 3 克。

用法:每日 1 剂,水煎分早晚服。亦可将上方制成丸剂,每次 6～9 克,每日 2～3 次,温开水送服。

功效:补中益气,升阳举陷。

主治:脾胃气虚,发热,自汗出,少气懒言,体倦肢软,面色㿠白,大便溏稀,舌质淡,苔薄白,脉洪而虚;气虚下陷,脱肛,子宫脱垂,久泻久痢。

方解:方中黄芪益气为主药,人参、白术、甘草健脾益气为辅药,共收补中益气之功。配陈皮理气,当归活血,均为佐药;升麻、柴胡升举下陷之清阳,为补气方中的使药。综观全方,一是补气健脾以治气虚之本,一是升提下陷之阳气,以求浊降清升,于是脾胃调和,水谷精气生化有源,脾胃气虚诸证自可消失。中气不虚,则升举有力,凡下脱、下垂诸证可以自复其位。

按语:本方以少气懒言,体倦肢软,阴挺下脱,舌淡苔白,脉虚弱为辨证要点。现在常用本方根据辨证加减治疗胃下垂、慢性胃炎、胃黏膜脱垂症、肾下垂、子宫下垂、慢性肝炎、白细胞减少症、久泻、月经过多、崩漏、带下、重症肌无力等。现代药理研究证实,本方具有增强免疫功能,调整胃肠蠕动,改善蛋白质代谢,防止贫血发展,增强体力等多种作用。

(13)知柏地黄丸(《医宗金鉴》)

组成:熟地黄 24 克,山茱萸、山药各 12 克,泽泻、茯苓、牡丹皮各 9 克,知母、黄柏各 6 克。

用法:将上药共为细末,炼蜜为丸,每丸约重 15 克,每次 1 丸,每日 2～3 次,温开水送服。亦可水煎服,用量按原方比例酌减。

功效:滋阴降火。

主治:阴虚火旺所致的头晕耳鸣,心烦失眠,心悸健忘,骨蒸劳热,腰膝酸软,遗精早泄,妇女月经不调,舌质红,苔薄少,脉细数。

方解:方用熟地黄滋肾填精为主药,辅以山茱萸养肝肾而涩精,山药补益脾阴而固精,三药合用,以达到三阴并补之功,这是补的一面。又配茯苓淡渗脾湿,以助山药益脾,泽泻清泻肾火,并防熟地黄之滋腻,牡丹皮清泻肝火,并制山茱萸之温,同时配以知母、黄柏降相火、泻肾火,共为佐使药,这是泻的一面。各药合用,使之滋补而不留邪,降泄而不伤正,补中有泻,寓泻于补,相辅相成,是通补开合的滋阴降火方剂。

按语:本方以头晕耳鸣,腰膝酸软,舌质红,苔薄少,脉细数为辨证要点。现在常用本方根据辨证加减治疗糖尿病、肺源性心脏病、高血压、面神经麻痹、绝经期综合征、功能性子宫出血、盆腔炎、月经不调、闭经、神经衰弱等。本方滋腻碍胃,脾胃虚寒者不宜用,痰湿阻滞者也不宜用。

(14)柴胡疏肝散(《景岳全书》)

组成:陈皮、柴胡各6克,川芎、香附、枳壳、白芍各4.5克,炙甘草1.5克。

用法:将上药共为细末,每次6～9克,每日2次,温开水送服。

功效:疏肝行气,活血止痛。

主治:肝郁气滞,胁肋疼痛,胸脘胀闷,嗳气频作,寒热往来,舌苔薄,脉弦。

方解:方中柴胡、香附、陈皮、枳壳疏肝理气;川芎活血行气;白芍、炙甘草养血柔肝,缓急止痛。诸药合用,共奏疏肝行气,活血止痛之效,以使肝气条达,血脉通畅,营卫自和,则疼痛、胀闷、寒热往来诸证自除。

按语:本方以胸胁脘腹胀痛,苔薄,脉弦为辨证要点。现在常用本方根据辨证加减治疗慢性肝炎、慢性胃炎、胆囊炎、胃痛、肋间神经痛、梅核气、绝经期综合征、痛经、经前期综合征等。

（15）龙胆泻肝汤（《医方集解》）

组成：生地黄、木通、车前子、栀子、黄芩各9克，当归3克，泽泻12克，龙胆草、柴胡、生甘草各6克。

用法：每日1剂，水煎分早晚服。

功效：泻肝胆实火，清三焦湿热。

主治：肝胆实火上炎之头痛、眩晕、目赤肿痛、耳聋耳肿、胁痛口苦，肝经湿热下注之小便淋涩作痛、阴肿阴痒、妇女带下，以及湿热黄疸等。

方解：方中龙胆草既能泻肝胆实火，又能除下焦湿热，是主药；黄芩、栀子助主药泻肝胆实火；泽泻、木通、车前子助主药清利湿热；配生地黄、当归滋养阴血，甘草和中解毒，又能防止龙胆草、黄芩等苦寒伤胃；佐柴胡疏达肝气。本方乃苦寒直折，泻肝火而清利下焦湿热之剂。

按语：本方以头晕目赤，胁痛，口苦尿赤，舌红，脉弦数为辨证要点。现在常用本方根据辨证加减治疗急性黄疸型肝炎、急性肾盂肾炎、膀胱炎、神经衰弱、高血压、上消化道出血、急性胆囊炎、急性阑尾炎、急性前列腺炎、带状疱疹、阴囊湿疹、盆腔炎、阴道炎、功能失调性子宫出血、习惯性流产等。本方药多苦寒，易伤脾胃，中病即止，不宜久服。近年来发现，龙胆泻肝汤可引起肾损害，这也是应当注意的。

（16）固本止崩汤（《傅青主女科》）

组成：人参6克，黄芪12克，白术、当归各9克，熟地黄30克，黑姜3克。

用法：每日1剂，水煎分早晚服。

功效：气血双补，固本止崩。

主治：突然血崩，甚则不省人事，头晕，气短，汗出，面色㿠白，手足不温，饮食不佳，舌质淡，苔薄白，脉弱或沉弱。

方解：方中人参、黄芪大补元气，升阳固本；白术益气健脾，脾健则可统血归脉；熟地黄、当归补血和血；黑姜温经止血，引血归经。诸药配合,共奏气血双补,固本止崩之效。

按语:本方以经血突然暴下,崩中继而淋漓,气短乏力,面色㿠白,舌淡苔白,脉沉弱为辨证要点。现在常用本方根据辨证加减治疗功能失调性子宫出血、月经不调、子宫肌瘤、产后恶露不绝、上节育环后出血等。

(17)六味地黄汤(《小儿药证直诀》)

组成:熟地黄 24 克,山茱萸、山药各 12 克,泽泻、牡丹皮、茯苓各 9 克。

用法:每日 1 剂,水煎分早晚服。

功效:滋阴补肾养肝。

主治:肝肾阴虚,腰膝酸软,头晕目眩,耳鸣耳聋,口燥咽干,盗汗遗精,消渴,骨蒸潮热,手足心热,牙齿动摇,小便淋沥,舌红少苔,脉沉细数。

方解:方中熟地黄滋肾填精为主药,辅以山茱萸养肝肾而涩精,山药补益脾阴而固精,三药合用,以达到三阴并补之功,这是补的一面。又配茯苓淡渗脾湿,以助山药益脾,泽泻清泻肾火,并防熟地黄之滋腻,牡丹皮清泻肝火,并制山茱萸之温,共为佐使药,这是泻的一面。各药合用,使之滋补而不留邪,降泄而不伤正,补中有泻,寓泻于补,相辅相成,是通补开合的方剂。

按语:本方以头晕耳鸣,腰膝酸软,口燥咽干,舌红少苔,脉沉细数为辨证要点。现在常用于治疗慢性肾炎、高血压、糖尿病、神经衰弱、慢性咽炎、妇女绝经期综合征、功能失调性子宫出血、月经过多、突发性耳聋、再生障碍性贫血、食管癌术后复发、食管上皮细胞重度增生、阿狄森病等。本品长期服用有碍胃之弊,大凡有脾虚痰湿内阻之象者应慎用。现代药理研究证实,本方具有增强免疫功能,提高人体代谢功能,促进肾上腺皮质激素分泌,改善肾功能,以及降血压、抗癌等多种作用。

(18)当归四逆汤(《伤寒论》)

组成:当归 12 克,桂枝、白芍各 9 克,细辛 1.5 克,炙甘草 5

克,通草 3 克,大枣 8 枚。

用法:每日 1 剂,水煎分早晚服。

功效:温经散寒,养血通脉。

主治:阳气不足而又血虚,外受寒邪,手足厥寒,舌淡苔白,脉细欲绝或沉细,以及寒入经络之肩背、腰腿疼痛等。

方解:方中当归苦辛甘温,补血和血,与白芍配合而补血虚;桂枝辛甘而温,温经散寒,与细辛合而除内外之寒;甘草、大枣甘而益气健脾,既助当归、白芍补血,又助桂枝、细辛通阳;更加通草通经脉,使阴血充,客寒除,阳气振,经脉通,手足温而脉复。诸药合用,共成温经散寒,养血通脉之剂。

按语:本方以手足厥冷,遇寒加剧,舌淡苔白,脉细欲绝为辨证要点。现在常用本方根据辨证加减治疗血栓闭塞性脉管炎、雷诺病、风湿性关节炎、坐骨神经痛、末梢神经炎、偏头痛、月经不调、痛经、闭经、寒冷性多形红斑等。

(19)艾附暖宫丸(《仁斋直指方论》)

组成:香附 180 克,艾叶、当归、黄芪、吴茱萸、川芎、白芍各 90 克,熟地黄 30 克,肉桂 15 克,续断 45 克。

用法:将上药共研末,醋糊为丸,如梧桐子大,每次 6~9 克,每日 2 次,温开水送服;亦可水煎服,用量按原方比例酌情增减。

功效:温经暖宫,养血活血。

主治:子宫虚寒不孕,月经不调,经行腹痛,腰脊酸冷,带下稀薄,面色萎黄,四肢疼痛,倦怠无力等。

方解:方中艾叶理气活血,散寒逐湿,暖宫止痛;香附疏肝解郁,行气止痛,共为主药。吴茱萸、肉桂温经散寒,当归养血活血,川芎活血行瘀,理气搜风,共为辅药。熟地黄、白芍养血敛阴,以制诸药辛烈走窜之性;黄芪补气,配伍当归有助于生血;续断补肝肾,续筋骨,共为佐使药。诸药配合,共奏温经暖宫,养血活血之功效。

按语:本方以经行腹痛,遇寒加剧,或带下清稀为辨证要点。

现在常用本方根据辨证加减治疗不孕症、痛经、崩漏、习惯性流产、带下病、卵巢囊肿、泄泻、腹痛、尿频等。血热妄行者忌用，舌红口干者慎用。现代药理研究证实，本方具有抗菌、镇痛、抑制子宫平滑肌收缩、降低肠管紧张性和拮抗乙酰胆碱等作用。

(20)四制香附丸(《景岳全书》)

组成：香附 500 克，熟地黄、白芍、当归、川芎各 120 克，陈皮、白术、泽兰各 90 克，黄柏、甘草各 30 克。

用法：上药共研为末，酒糊为丸，每次 6 克，每日 2～3 次，温开水送服；亦可水煎服，用量按原方比例酌情增减。

功效：养血行瘀，顺气调经。

主治：妇女气血阻滞，月经不调，经期腹痛等。

方解：方中香附疏肝理气，当归、川芎、白芍、熟地黄养血活血，共为主药；泽兰活血祛瘀，为辅药；白术、陈皮、甘草健脾化湿，以滋化源，黄柏清热利湿，共为佐药；甘草兼为使药。诸药合用，共奏养血行瘀，顺气调经之效。

按语：本方以月经不调，腹胀腹痛，乳房作胀结块，或胸胁胀痛，舌暗脉弦为辨证要点。现在常用本方根据辨证加减治疗月经不调、痛经、闭经、经前期综合征、乳腺增生症、胁痛、带下病等。

(21)人参养荣汤(《太平惠民和剂局方》)

组成：白芍 90 克，当归、陈皮、黄芪、肉桂心、人参、白术、炙甘草各 30 克，熟地黄、五味子、茯苓各 20 克，远志 15 克。

用法：上药共研成末，每次 12 克，加生姜 3 片，大枣 2 枚，水煎服；亦可水煎服，用量按原方比例酌情增减；还可制成丸剂，每次 9 克，每日 2～3 次，温开水送服。

功效：益气补血，养心安神。

主治：劳积虚损，呼吸少气，行动喘息，心虚惊悸，咽干唇燥，疮疡溃后久不收敛。

方解：方中人参、黄芪、白术、茯苓、炙甘草健脾益气；当归、熟地黄、白芍滋养心肝；肉桂心温补阳气，鼓舞气血生长；五味子酸温,既可敛肺滋肾,又可宁心安神;远志安神定志;陈皮理气运脾,调中快膈;生姜、大枣助人参、白术入气分以调和脾胃。诸药配合,共奏益气补血,养心安神之功效。

按语:本方以营血不足,惊悸健忘,夜寐不安,舌质淡体胖,脉弱为辨证要点。现在常用本方根据辨证加减治疗贫血、失眠、慢性骨髓炎、溃疡久不收敛、低血压、慢性肝炎、血枯经闭、月经过少、产后体虚等。

(22)桂枝茯苓丸(《金匮要略》)

组成:桂枝、茯苓、牡丹皮、桃仁、赤芍各9克。

用法:共研细末,炼蜜为丸,每次3克,每日1~2次,温开水送服;亦可水煎服,用量按原方比例酌情增减。

功效:活血化瘀,缓消癥块。

主治:癥块留结胞宫,妊娠胎动不安,漏下不止,血色紫黑晦暗,腹痛拒按等。

方解:方中桂枝温通血脉,茯苓渗利下行而益心脾之气,既有助于行瘀血,亦有利于安胎元,共为主药;宿有癥块,郁久多能化热,故又配牡丹皮、赤芍合桃仁以化瘀血,并能清瘀热,共为辅佐药。丸以白蜜,亦取其有缓和诸祛瘀药力,起到缓消的作用,以之为使。诸药合用,共奏活血化瘀,缓消癥块之效。

按语:本方以腹部刺痛拒按,或触及包块、下血紫暗有块,舌紫暗有瘀,脉沉涩为辨证要点。现在常用本方根据辨证加减治疗经期综合征、崩漏、子宫肌瘤、盆腔炎、不孕症、习惯性流产、宫外孕、子宫内膜异位症、慢性肝炎、慢性肾炎、泌尿系结石、前列腺增生、放节育环后腹痛等。体虚者及孕妇慎用。现代药理研究证实,本方具有镇痛,抑菌消炎,降血脂,抑制血黏度上升等多种作用。

(23)桃红四物汤(《医宗金鉴》)

组成:熟地黄15克,川芎8克,白芍10克,当归12克,桃仁6克,红花4克。

用法:每日1剂,水煎分早晚服。

功效：养血活血，调经止痛。

主治：妇女月经不调，闭经，痛经，经前腹痛，经行不畅而有血块，色紫暗；血瘀引起的月经过多、淋漓不净、产后恶露不净。

方解：本方由四物汤加桃仁、红花而成。方中当归、熟地黄养血活血，为主药；川芎活血行滞，白芍敛阴养血，桃仁、红花破血行瘀，祛瘀生新，共为辅药。瘀血行则经水得以流通，而腹胀腹痛自消。全方共奏养血，活血，调经，止痛之功效。

按语：本方以瘀血阻滞，腹胀腹痛，皮肤瘀斑，舌紫脉涩为辨证要点。现在常用本方根据辨证加减治疗闭经、痛经、月经不调、不孕症、子宫内膜异位症、盆腔炎性肿块、先兆流产、产后恶露不净、心肌炎、肺源性心脏病、冠心病心绞痛、心力衰竭、心律失常等。现代药理研究证实，本方具有舒张血管，降低血管阻力，加快微循环流速，调节血液黏度，以及降血脂、抗炎等多种作用。应当注意的是无瘀血证者忌用，体质虚弱者慎用。

(24)杞菊地黄丸（《医级》）

组成：熟地黄 24 克，山茱萸、山药各 12 克，泽泻、牡丹皮、茯苓各 9 克，枸杞子、菊花各 6 克。

用法：共研细末，炼蜜为丸，每次 6～9 克，每日 2～3 次，温开水或淡盐汤送服；亦可水煎服，用量按原方比例酌情增减。

功效：滋肾养肝，益精明目。

主治：肝肾阴虚所致之头晕目眩，视物不清，眼涩疼痛等证。

方解：本方由六味地黄丸加枸杞子、菊花而成。方中熟地黄、枸杞子滋补肾阴，益精髓；山茱萸滋肾益肝，山药滋肾补脾，泽泻泻肾火且降浊，牡丹皮泻肝火，茯苓健脾渗湿，菊花清肝明目。合而用之，具有滋肾养肝，益精明目之功效。

按语：本方以肝肾阴虚，头晕目眩，视物不清，舌质红，苔薄少，脉细数为辨证要点。现在常用本方根据辨证加减治疗高血压、视网膜炎、青光眼、眩晕症、脑震荡后遗症、眼底出血、月经不调、倒经、肾上腺皮质激素亢进等。消化不良、脾虚便溏者应慎用。

（25）当归生姜羊肉汤（《金匮要略》）

组成：当归 9 克，生姜 15 克，羊肉 100 克。

用法：每日 1 剂，水煎服。

功效：温中补血，祛寒止痛。

主治：血虚有寒，寒疝腹痛，胁痛里急；产后少腹疼痛，痛及腰胁，喜温喜按，舌淡苔白，脉虚大或沉弦而涩。

方解：方中当归养血和血，羊肉补虚生血，生姜温中祛寒。全方共奏温中补血，祛寒止痛之功效。

按语：本方以少腹疼痛，喜温喜按，舌苔白，脉虚大或沉弦而涩为辨证要点。现在常用本方根据辨证加减治疗产后腹痛、闭经、崩漏、痛经等。

3. 如何正确煎煮中药汤剂

汤药是临床最常采用的中药剂型，煎煮汤药的方法直接影响药物的疗效。为了保证临床用药能获得预期的疗效，煎煮汤药必须采用正确的方法。正确煎煮中药，应注意以下几点。

（1）煎药器具的选择：煎煮中药最好选择砂锅、砂罐，因其不易与药物成分发生化学反应，并且导热均匀，传热较慢，保暖性能好，可慢慢提高温度，使药内有效成分充分释放到汤液中来。其次也可选用搪瓷制品。煎煮中药忌用铁、铜、铝等金属器具。

（2）煎药用水的选择：煎药用水必须无异味、洁净、澄清，含矿物质及杂质少，以免影响口味、引起中药成分的损失或变化。

（3）煎煮时加水量：煎药用水量应根据药物的性质、病人的年龄及用途而定。加水量应为饮片吸水量、煎煮过程中蒸发量及煎煮后所需药液量的总和。一般用水量为将饮片适当加压后，液面淹没过饮片约 2 厘米为宜。质地坚硬、黏稠或需要久煎的药物，加水量可比一般药物略多；质地疏松或有效成分容易挥发、煎煮时间较短的药物，则液面淹没药物即可。

（4）煎煮前浸泡：中药饮片煎前浸泡，既有利于有效成分的充分溶出,又可缩短煎煮时间。多数药物宜用冷水浸泡,一般药物可浸泡 20～30 分钟,以果实、种子为主的药可浸泡 1 小时左右。夏季气温较高时,浸泡的时间不宜过长,以免腐败变质。

(5)煎煮的火候和时间:煎煮中药的火候和时间应根据药物的性质和用途而定。煎一般药宜先武火后文火,即未沸前用大火,沸后用小火保持微沸状态。解表药及其他芳香性药物,一般用武火迅速煮沸,之后改用文火维持 10～15 分钟即可。有效成分不易煎出的矿物类、骨角类、贝壳类、甲壳类药及补益药,一般宜文火久煎,通常是沸后再煎 20～30 分钟,以使有效成分充分溶出。第二煎则通常较第一煎缩短 5～10 分钟。

(6)榨渣取汁:汤剂煎成后应榨渣取汁,因为一般药物加水煎煮后都会吸附一定的药液,同时已经溶入药液的有效成分可能被药渣再吸附。如药渣不经压榨取汁就抛弃,会造成有效成分的损失。

(7)煎煮的次数:煎药时药物有效成分首先会溶解进入药材组织的水溶液中,然后再扩散到药材外部的水溶液中,到药材内外溶液的浓度达到平衡时,因渗透压平衡,有效成分就不再溶出了,这时只有将药液滤出,重新加水煎煮,有效成分才能继续溶出。为了充分利用药材,避免浪费,使药物有效成分充分溶出,每剂中药不可煎 1 次就弃掉,最好是煎 2～3 次。

(8)入药方法:一般药物可以同时入煎,但部分药物因其性质、性能及临床用途的不同,所需煎煮的时间不同,所以煎煮中药汤剂还应讲究入药的方法,以保证药物应有的疗效。入药方法有先煎、后下、包煎、另煎、烊化及冲服等。

①先煎。凡质地坚硬、在水里溶解度小的药物,如矿物类的磁石、寒水石,贝壳类的牡蛎、石决明等,应先入煎一段时间,再纳入其他药物同煎;川乌、附子等药,因其毒性经久煎可以降低,也应先煎,以确保用药安全。

②后下。凡因其有效成分煎煮时容易挥发、扩散或破坏而不

耐煎煮者,如发汗药薄荷、荆芥,芳香健胃药白豆蔻仁、小茴香、大黄、番泻叶等宜后下,待他药煎煮将成时投入,煎沸几分钟即可。大黄、番泻叶等药有时甚至可以直接用开水冲泡服用。

③包煎。凡药材质地过轻,煎煮时易漂浮在药液面上,或成糊状,不便于煎煮及服用者,如蒲黄、海金沙等,应用布包好入煎。药材较细,又含淀粉、黏液质较多的药,如车前子、葶苈子等,煎煮时容易粘锅、煳化、焦化,也应包煎。有些药材有毛,对咽喉有刺激性,如辛夷、旋覆花等,也要用纱布包裹入煎。

④另煎。人参等贵重药物宜另煎,以免煎出的有效成分被其他药渣吸附,造成浪费。

⑤烊化。有些药物,如阿胶、蜂蜜、饴糖等,容易黏附于其他药物的药渣中或锅底,既浪费药物,又容易焦煳,宜另行烊化后再与其他药汁调服。

⑥冲服。入水即化的药,如竹沥等汁性药物,宜用煎好的其他药液或开水冲服。价格昂贵的药物,不易溶于水及加热易挥发的药物,如牛黄、朱砂、琥珀等,也宜冲服。

4. 中医是怎样辨证治疗月经先期的

月经先期有热有虚,亦有实证,其发生主要是由于血热迫血妄行,或气虚不能固摄冲任所致。一般以量多色紫、质稠为实;量少色红,为阴虚血热;量或多或少,色或红或紫,兼有胸胁小腹作胀,为肝郁化热;量多色淡,质清稀为气虚。根据月经先期发病机制和临床表现的不同,中医通常将其分为实热、虚热、肝郁化热和气虚4种基本证型进行辨证治疗。

(1)实热

主症:月经提前,量多色深红或紫红,质黏而稠,心胸烦闷,面红口干,尿黄便结,舌质红,苔黄,脉滑数或洪数。

治则:清热凉血。

方药:清经散加减。生地黄、白芍各15克,牡丹皮、黄柏、青蒿、地骨皮、栀子、泽泻各 12 克,甘草 6 克。

用法:每日 1 剂,水煎分早晚温服。

(2)**虚热**

主症:经行提前,量少色红,质黏稠,两颧潮红,手足心热,舌质红,苔薄少,脉细数。

治则:**养阴清热**。

方药:**两地汤加减**。生地黄、玄参、白芍、麦冬各 15 克,地骨皮、阿胶、泽泻、墨旱莲各 12 克,甘草 6 克。

用法:每日 1 剂,水煎分早晚温服。

(3)**肝郁化热**

主症:经行先期,量或多或少,色红或紫,或夹有瘀块,经行不畅,乳房、胸胁、小腹胀痛,心烦易怒,口苦咽干,舌质红,苔薄黄,脉弦数。

治则:**疏肝清热**。

方药:**丹栀逍遥散加减**。白芍、白术各 15 克,当归、茯苓、栀子各 12 克,柴胡、牡丹皮各 10 克,薄荷、甘草各 6 克。

用法:每日 1 剂,水煎分早晚温服。

(4)**气虚**

主症:经行先期,量多色淡,质清稀,神疲肢软,心悸气短,或纳少便溏,或小腹空坠,舌质淡,苔薄少,脉弱无力。

治则:**补气摄血**。

方药:**归脾汤加减**。黄芪 24 克,白术、茯苓各 15 克,当归、桂圆肉、远志、棕榈炭各 12 克,人参 9 克,木香、甘草各 6 克。

用法:每日 1 剂,水煎分早晚温服。

5. 中医是怎样辨证治疗经期延长的

月经周期基本正常,行经时间延长 7 日以上,甚至淋漓不净达半个月之久者,称为经期延长。经期延长是临床常见的月经病之一,其发生主要是冲任不固所致,与肝、脾、肾关系密切,临床以气虚和血热引发者为常见。经期延长虽有气虚、血热之分,但其治当以补虚为主,气虚者补气摄血,血热者养阴清热,但不宜过用苦寒更耗其阴。扶正为治本大法,正复则经自调。

(1)气虚

主症:月经淋漓不净,色淡质清,神倦乏力,心悸少寐,纳少便溏,舌质淡,苔薄少,脉缓弱。

治则:益气健脾,温经止血。

方药:归脾汤加减。人参、炮姜炭各9克,黄芪24克,白术、茯苓、棕榈炭各15克,当归、桂圆肉、远志各12克,海螵蛸18克,木香、甘草各6克。

用法:每日1剂,水煎分早晚温服。

(2)血热

主症:经行持续不净,量少色红,两颧潮红,手足心热,咽干口燥,舌质红,苔薄少,脉细数。

治则:养阴清热,固经止血。

方药:固经丸加减。白芍、龟甲、熟地黄各15克,黄柏、黄芩、地榆炭、地骨皮、生地黄、栀子、玄参各12克,甘草6克。

用法:每日1剂,水煎分早晚温服。

6. 中医是怎样辨证治疗月经先后无定期的

月经先后无定期的发生主要是气血不调,冲任功能紊乱,血海蓄溢失常所致,而导致气血不调的原因与肝肾关系密切。月经先后无定期每与肝郁和肾虚有关,一般以经量或多或少,小腹胀甚连及胸胁者,属肝郁;量少色淡质清,腰酸痛者,属肾虚。中医通常将月经先后无定期分为肝郁、肾虚2种基本证型进行辨证治疗。

(1)肝郁

主症:经期或前或后,经量或多或少,经行不畅,胸胁、乳房、少腹胀痛,胸闷不舒,时欲叹息,郁郁不乐,舌质淡,苔薄白,脉弦。

治则:疏肝健脾,养血调经。

方药:逍遥散加减。白术、茯苓、山药、桔梗、白芍各 15 克,柴胡 10 克,当归 12 克,炮姜、薄荷、甘草各 6 克。

用法:每日 1 剂,水煎分早晚温服。

(2)肾虚

主症:经来或先或后,量少色淡,头晕耳鸣,腰酸如折,或小腹空坠,入夜尿多,大便不实,舌质淡,苔薄少,脉沉弱。

治则:补肾气,调冲任。

方药:固阴煎加减。人参 9 克,熟地黄、补骨脂各 15 克,山茱萸、菟丝子、远志、枸杞子各 12 克,五味子 10 克,肉桂、甘草各 6 克。

用法:每日 1 剂,水煎分早晚温服。

7. 中医是怎样辨证治疗月经后期的

月经后期的发生有虚有实。虚者,由于机体营血不足,血海空虚,不能按时满溢;实者,经脉不通,冲任受阻,气血运行不畅,因而后期。月经后期的辨证,重在色、质,以辨其虚实。经色暗红而少,小腹冷痛者,为实寒;经色淡而量少,质清稀,为虚寒;色暗红,有块,小腹胀且痛者,属气滞。中医通常将月经后期分为实寒、虚寒、血虚、气滞 4 种基本证型进行辨证治疗。

(1)实寒

主症:经期延后,色暗量少,小腹冷痛,得热则减,或畏寒肢冷,面色苍白,舌质淡,苔薄白,脉沉紧。

治则:温经行滞。

方药:温经汤加减。白芍 15 克,当归、牛膝、川芎各 12 克,莪术、艾叶各 10 克,肉桂、人参、甘草各 6 克。

用法:每日 1 剂,水煎分早晚温服。

(2)虚寒

主症:经行延后,色淡量少,质清稀,小腹绵绵作痛,喜热熨,按之痛减,腰酸无力,小便清长,大便溏稀,舌质淡,苔薄白,脉沉迟无力。

治则:养血温经,扶阳散寒。

方药:大营煎加减。熟地黄、枸杞子、杜仲、补骨脂各 15 克,当归、牛膝各 12 克,人参 9 克,肉桂、甘草各 6 克。

用法:每日 1 剂,水煎分早晚温服。

(3)血虚

主症:经期延后,量少色淡,质清稀,头晕眼花或心悸少寐,面色苍白或萎黄,舌质淡,苔薄少,脉虚细。

治则:补血益气。

方药:人参养营汤加减。黄芪 20 克,白术、茯苓各 15 克,当归、白芍、熟地黄、陈皮、远志各 12 克,五味子 10 克,人参 9 克,大枣 6 枚,生姜 3 片,肉桂、甘草各 6 克

用法:每日 1 剂,水煎分早晚温服。

(4)气滞

主症:月经延后,量少色暗有块,小腹胀甚而痛,胸胁乳房作胀,舌质淡红,苔薄少,脉弦或涩。

治则:开郁行气,活血调经。

方药:加味乌药汤加减。当归、川芎、延胡索、香附、槟榔各 12 克,乌药 10 克,木香、砂仁各 9 克,甘草 6 克。

用法:每日 1 剂,水煎分早晚温服。

8. 中医是怎样辨证治疗月经过少的

月经过少的发病有虚有实,当注意结合血色、血质的变化,辨其虚实。凡量少色淡,质清稀者,多属虚证;量少色紫暗,夹瘀块者,多属实证。中医通常将月经过少分为血虚、肾虚和血瘀 3 种证型进行辨证治疗,临证宜根据其色、质的变化情况,结合兼证,分别施治。

(1)血虚

主症:经来量少色淡,或点滴即净,小腹空痛,头晕眼花,心悸

怔忡,面色萎黄,舌质淡,苔薄少,脉细弱。

治则:益气养血,兼补化源。

方药:人参滋血汤加减。人参、山茱萸、当归、川芎、枸杞子各12克,山药、茯苓、熟地黄、白芍各15克,甘草6克。

用法:每日1剂,水煎分早晚温服。

(2)肾虚

主症:月经量少,色鲜红或淡红,腰膝酸软,足跟痛,或头晕耳鸣,舌质淡少津,脉沉细。

治则:滋补肝肾,养血调经。

方药:当归地黄饮加减。当归、山茱萸、菟丝子、巴戟天、白芍各12克,熟地黄、杜仲、山药、牛膝各15克,甘草6克。

用法:每日1剂,水煎分早晚温服。

(3)血瘀

主症:经来量少,色紫黑有块,小腹胀痛拒按,血块排出后其痛减轻,舌质紫暗或有瘀点,脉弦或涩。

治则:活血行瘀,调经。

方药:桃红四物汤加减。熟地黄15克,川芎、白芍、当归、牛膝各12克,桃仁、红花各9克,乌药、香附各10克,甘草6克。

用法:每日1剂,水煎分早晚温服。

9. 中医是怎样辨证治疗月经过多的

月经过多是指月经的周期、经期基本正常,经血量明显超过正常月经者。月经过多的发病主要是气虚或血热所致,临床当以经血、色、质的变化,并结合全身情况来辨别虚实。一般以量多色淡、质清稀、心悸气短者,属气虚;量多色红、质稠有块、面赤心烦者,属血热。

(1)气虚

主症:月经量多,色淡质稀,清稀如水,面色㿠白,心悸怔忡,气短懒言,小腹空坠,肢软无力,舌质淡,苔薄润,脉虚弱无力。

治则：补气摄血，升阳举陷。

方药：举元煎加减。人参、阿胶、茜草炭各 12 克，黄芪 24 克，白术、海螵蛸各 15 克，炮姜炭、艾叶各 9 克，升麻、甘草各 6 克。

用法：每日 1 剂，水煎分早晚温服。

（2）血热

主症：经来量多，色深红或紫红，质稠有小血块，腰腹胀痛，心烦口渴，尿黄便结，舌质淡，苔黄，脉滑数。

治则：清热凉血。

方药：保阴煎加减。生地黄、熟地黄、白芍、山药各 15 克，黄芩、黄柏、续断、地榆炭、炒槐花各 12 克，甘草 6 克。

用法：每日 1 剂，水煎分早晚温服。

10. 中医治疗崩漏三法指的是什么

崩漏是指妇女不在行经期间阴道大量出血，或持续下血，淋漓不断者。中医认为，崩漏的发生主要是冲任损伤，不能制约经血所致，而引起冲任损伤的原因，则以血热、血瘀、脾虚和肾虚为多见。

明代医家方约之在《丹溪心法附余》中云："初用止血以塞其流，中期清热凉血以澄其源，末期用补血还其旧，若只塞其流而不澄其源，则滔天之势不能遏，若只澄其源不复其旧，则孤子之阳无以立，故本末无遗，前后不紊，方可言治也。"后世医家将其所倡立的治疗崩漏的塞流、澄源、复旧三法称为治崩三法，此乃通常所说的中医治疗崩漏三法。崩漏之治疗，应根据发病缓急的不同，出血新久之异，本着"急则治其标，缓则治其本"的原则，掌握塞流、澄源、复旧三法，随证运用。

所谓塞流，即是止血，用于崩症大出血时，如不迅速止血，就会造成脱症。塞流止血之法，通常宜固摄止血，但宜因人而异，止血的方法，又须视其寒、热、虚、实，分别施治，不可专事止涩。

所谓澄源，就是求因，即澄清本源的意思。此乃治疗崩漏的重要一环，必须详审，做到虚者补之，寒者温之，热者清之，实者泻之，切忌不问原因，概投寒凉或温补之剂，以犯虚虚实实之戒。

所谓复旧，即是固本，为调理善后之法。固本之治法有补肾、补脾、调肝、调理气血等的不同，但重点在于两方面，一为先天，一为后天。因经病之由，其本在肾。若出现既久，气血两虚，此时重点调理脾胃以固后天之本，取其后天以养先天之意。若失血伤精之后，肾元大亏，不能温运脾阳者，此时则重在补先天以助后天，使本固血充，则经自调。

11. 中医是怎样辨证治疗崩漏的

根据崩漏发病机制和临床表现的不同，中医学通常将崩漏分为血热、血瘀、脾虚、肾阴虚、肾阳虚 5 种基本证型进行辨证治疗。崩漏有发病缓急的不同，出血新久之异，临证应做到"急则治其标，缓则治其本"，掌握塞流、澄源、复旧三法，随证灵活运用，方能取得较好的疗效。

(1)血热

主症：阴道突然大量下血，或淋漓日久，血色深红，口干喜饮，头晕面赤，烦躁不寐，舌质红，苔黄，脉滑数。

治则：清热凉血，固经涩血。

方药：清热固经汤加减。生地黄、炙龟甲、牡蛎、棕榈炭、沙参各 15 克，地骨皮、阿胶（烊化）、黄芩、地榆炭、黑栀子、麦冬各 12 克，藕节 18 克，甘草 6 克。

用法：每日 1 剂，水煎分早晚温服。

(2)血瘀

主症：出血淋漓不断，或突然下血量多，夹有瘀块，小腹疼痛，拒按，瘀块排出后则疼痛减轻，舌质暗红或舌尖边有瘀点，脉沉涩或弦紧。

治则：活血行瘀，调经止血。

方药：四物汤合失笑散加减。熟地黄、白芍各 15 克，当归、川芎、茜草炭、阿胶（烊化）、陈皮各 12 克，炒蒲黄、五灵脂各 9 克，藕节 20 克,三七(冲服)3 克。大枣 6 枚,甘草 6 克。

用法:每日 1 剂,水煎分早晚温服。

(3)脾虚

主症:暴崩下血,或淋漓不净,色淡质薄,面色㿠白或虚浮,身体倦怠,四肢不温,气短懒言,胸闷纳呆,大便溏薄,舌体胖嫩或边有齿印,苔薄润或腻,脉细弱或芤。

治则:益气固本,养血止血。

方药:固本止崩汤加减。熟地黄、白术、人参、山药各 15 克,黄芪 30 克,当归、炮姜炭、茯苓、棕榈炭各 12 克,升麻、甘草各 6 克,大枣 6 枚。

用法:每日 1 剂,水煎分早晚温服。

(4)肾阴虚

主症:出血量少或淋漓不断,色鲜红,头晕耳鸣,五心烦热,失眠盗汗,腰膝酸软,舌质红,苔薄少或无苔,脉细数无力。

治则:滋肾固阴,固崩止血。

方药:左归丸加减。白术、熟地黄、山药、枸杞子、墨旱莲各 15 克,山茱萸、菟丝子、女贞子、龟甲胶、鹿角胶(烊化)、白芍各 12 克,甘草 6 克。

用法:每日 1 剂,水煎分早晚温服。

(5)肾阳虚

主症:出血量多或淋漓不断,色淡红,精神萎靡,头目虚眩,畏寒肢冷,面色晦暗,尿频而长,大便溏薄,舌质淡,苔薄白,脉沉细或微弱,尺脉尤甚。

治则:温肾助阳,固崩止血。

方药:右归丸加减。熟地黄、山药、枸杞子、杜仲、白术、鹿角胶(烊化)各 15 克,山茱萸、菟丝子、赤石脂各 12 克,黄芪 30 克,附子、甘草各 6 克。

用法:每日 1 剂,水煎分早晚温服。

12. 中医是怎样辨证治疗痛经的

痛经总由气血运行不畅、不通则痛,但不通之原因多种多样,其性质有寒有热,有虚有实。根据痛经发病机制和临床表现的不同,中医学通常将其分为气滞血瘀、寒湿凝滞、气血虚弱和肝肾亏损 4 种基本证型进行辨证治疗。根据"通则不痛"的原理,痛经的治疗原则主要以通调气血为主。如因虚而致痛经者,以补为通;因气郁而致血滞者,以行气为主,佐以活血;因血瘀而不通者,以行血逐瘀为主;若血热气实者,以清热凉血为主。病因不同,治法各异,着重调血通经,则痛自除。

(1)气滞血瘀

主症:经前或经期小腹胀痛,行经量少,淋漓不畅,血色紫暗有血块,或呈腐肉片样,块下则疼痛减轻,胸胁乳房作胀,舌质紫暗,舌边或有瘀点,脉沉弦。

治则:理气活血,逐瘀止痛。

方药:膈下逐瘀汤加减。赤芍 15 克,当归、川芎、延胡索、乌药、香附各 12 克,桃仁、红花、五灵脂各 9 克,枳壳、牡丹皮各 10 克,甘草 6 克。

用法:每日 1 剂,水煎分早晚温服。

(2)寒湿凝滞

主症:经前或经行小腹冷痛,甚则牵连腰脊疼痛,得热则舒,经行量少,色暗有血块,畏寒便溏,舌质淡,苔白腻,脉沉紧。

治则:温经化瘀,散寒利湿。

方药:少腹逐瘀汤加减。茯苓 15 克,延胡索、当归、川芎、苍术、赤芍各 12 克,小茴香、干姜、肉桂各 9 克,没药、蒲黄各 10 克,甘草 6 克。

用法:每日 1 剂,水煎分早晚温服。

(3)气血虚弱

主症:经期或经净后,小腹绵绵作痛,按之痛减,经色淡,质清稀,面色苍白,精神倦怠,舌质淡,苔薄少,脉虚细。

治则:益气活血,调经止痛。

方药:圣愈汤加减。黄芪24克,党参、熟地黄、白芍、山药、茯苓、益母草、鸡血藤各15克,当归、川芎、香附各12克,甘草6克。

用法:每日1剂,水煎分早晚温服。

(4)肝肾亏损

主症:经后小腹隐痛,经来色淡量少,腰脊酸楚,头晕耳鸣,舌质淡红,苔薄少,脉沉细。

治则:滋补肝肾,调经止痛。

方药:调肝汤加减。山药、白芍、杜仲、益智仁、白术各15克,阿胶(烊化)、当归、山茱萸、巴戟天、续断、郁金各12克,甘草6克。

用法:每日1剂,水煎分早晚温服。

13. 中医是怎样辨证治疗闭经的

尽管闭经以月经闭止为突出表现,但其伴随症状多种多样。根据闭经发病机制和临床表现的不同,中医通常将其分为肝肾不足、气血虚弱、气滞血瘀、痰湿阻滞4种基本证型进行辨证治疗。闭经的证型虽多,但不外虚、实两类,临床以虚证为多见。治疗闭经时,应遵循"虚者补之,实则通之"的原则,切勿一见闭经,不分虚实,滥用通利之法,以免耽误病情。

(1)肝肾不足

主症:月经超龄未至,或初潮较迟,量少色红或淡,渐至闭经,头晕耳鸣,腰膝酸软,口干咽燥,五心烦热,潮热汗出,面色暗淡或两颧潮红,舌质红或淡,苔少,脉细弦或细涩。

治则:滋补肝肾,养血调经。

方药:归肾丸加减。熟地黄、杜仲、枸杞子、山药、菟丝子各15克,当归、山茱萸、茯苓、龟甲、阿胶(烊化)各12克,鸡血藤18克,甘草6克。

用法:每日1剂,水煎分早晚温服。

（2）气血虚弱

主症：月经由后期量少而渐至停闭，面色苍白或萎黄，头晕目眩，心悸怔忡，气短懒言，神倦肢软，或纳少便溏，唇舌色淡，脉细弱或细缓无力。

治则：益气扶脾，养血调经。

方药：八珍汤加减。党参、白术、茯苓、熟地黄、白芍、川芎、牛膝各 15 克，当归、泽兰、续断各 12 克，鸡血藤 18 克，甘草 6 克。

用法：每日 1 剂，水煎分早晚温服。

（3）气滞血瘀

主症：月经数月不行，精神抑郁，烦躁易怒，胸胁胀满，少腹胀痛或拒按，舌质紫暗或边有瘀点，脉沉弦或沉涩。

治则：活血祛瘀，理气行滞。

方药：血府逐瘀汤加减。赤芍、桔梗、牛膝各 15 克，当归、川芎、生地黄、香附各 12 克，红花、桃仁各 9 克，柴胡、枳壳各 10 克，甘草 6 克。

用法：每日 1 剂，水煎分早晚温服。

（4）痰湿阻滞

主症：月经停闭，形体肥胖，胸胁满闷，呕恶痰多，神疲倦怠，带多色白，舌质淡，苔白腻，脉滑。

治则：燥湿祛痰，活血通经。

方药：苍附导痰丸加减。茯苓、香附各 15 克，半夏、陈皮、当归、川芎各 12 克，苍术、胆南星、枳壳各 10 克，生姜、砂仁各 9 克，甘草 6 克。

用法：每日 1 剂，水煎分早晚温服。

14. 中医是怎样辨证治疗经行水肿的

《内经》中有"诸湿肿满，皆属于脾；肾者，胃之关也，关门不利，故聚水而从其类也"之论述。脾为水之制，肾为水之本，一主运化，一主开合，脾肾两虚可致水湿蕴聚，泛滥横溢，形成水肿。

水肿的发生主要责之于脾肾两脏,同时与肝郁气滞、气滞血瘀、水道通调受阻等也有密切关系。

经行水肿是水肿病证之特殊类型,根据经行水肿发病机制和临床表现的不同,中医学通常将其分为脾肾阳虚和气滞血瘀 2 种基本证型进行辨证治疗,临证当注意明辨虚实,分别施治。

(1)脾肾阳虚

主症:经行面浮肢肿,月经错后,量少色淡,腰膝酸软,腹胀便溏,脘痞纳呆,神疲肢冷,小便短少,舌质淡胖,苔薄白或白腻,脉沉缓或沉。

治则:健脾温肾,利水。

方药:苓桂术甘汤加减。茯苓、白术各 15 克,补骨脂、巴戟天、菟丝子、陈皮、桑白皮、泽泻各 12 克,桂枝 9 克,川芎、木香、甘草各 6 克。

用法:每日 1 剂,水煎分早晚温服。

(2)气滞血瘀

主症:经前或经期肢体肿胀不适,按之随手而起,神疲乏力,月经推迟,色暗有血块,伴经行腹痛,胸脘胁肋胀闷,善太息,舌质紫暗有瘀点、瘀斑,苔薄少,脉弦涩。

治则:理气活血调经,佐以消肿。

方药:调经散加减。茯苓、丹参、泽泻各 15 克,当归、赤芍、白芍、延胡索、泽兰各 12 克,川芎、川楝子各 9 克,木香、甘草各 6 克。

用法:每日 1 剂,水煎分早晚温服。

15. 中医是怎样辨证治疗经行发热的

经行发热是指女性每逢经期或经行前后,出现以发热为突出症状的病症。中医认为,经行发热主要是由于经行期间气血营卫失调所致,根据其发病机制和临床表现的不同,通常将经行发热分为肝肾阴虚、血热内盛、气血虚弱和瘀热内阻 4 种基本证型进行辨证治疗。

(1)肝肾阴虚

主症:行经前后或期间,出现午后潮热,经血量少、色红,五心烦热,腰膝酸软,舌质红,苔薄少,脉细数。

治则:滋补肝肾,养阴清热。

方药:两地汤加减。生地黄、白芍、地骨皮各15克,麦冬、当归、川芎、牡丹皮、玄参各12克,阿胶(烊化)9克,柴胡、荆芥各10克,甘草6克。

用法:每日1剂,水煎分早晚温服。

(2)血热内盛

主症:经前或经期出现身热,面赤,月经周期提前,伴有经血量多、色红,心烦易怒,口干喜冷饮,舌质红,苔黄,脉数。

治则:清热凉血,调经。

方药:清经散加减。牡丹皮、地骨皮、青蒿、茯苓、益母草各15克,白芍、生地黄、黄柏、栀子、藕节各12克,甘草6克。

用法:每日1剂,水煎分早晚温服。

(3)气血虚弱

主症:经行或经后低热,热势不扬,动辄汗出,经血量多,色淡、质稀,神疲乏力,少气懒言,舌质淡,苔薄白,脉虚缓。

治则:补益气血,调和营卫。

方药:八珍汤加减。黄芪30克,党参、白术、茯苓、当归各15克,柴胡、陈皮各9克,生地黄、熟地黄、白芍、川芎各12克,甘草6克。

用法:每日1剂,水煎分早晚温服。

(4)瘀热内阻

主症:经前或经期发热,乍寒乍热,小腹疼痛拒按,经色紫暗夹有血块,胸闷烦躁,舌质紫暗有瘀点,脉沉弦数。

治则:活血化瘀,清热调经。

方药:血府逐瘀汤加减。桃仁、红花、当归、生地黄、川芎各10克,赤芍15克,牛膝、柴胡、丹参各12克,枳壳6克,郁金9克,甘草 6 克。

用法：每日 1 剂，水煎分早晚温服。

16. 中医是怎样辨证治疗经行吐衄的

中医认为，经行吐衄的主要发病机制是血热气逆，就导致血热气逆、经血妄行的原因来说，临床常见的有肝经郁火与肺肾阴虚 2 种情况，所以中医通常将经行吐衄分为肝经郁火和肺肾阴虚 2 种基本证型进行辨证治疗。

经行吐衄的治法，应本着"热者清之、逆者平之"的原则，以清热降逆，引血下行为主，切不可过用苦寒攻下之品，以防重伤其阴。

(1)肝经郁火

主症：经前或经期吐血、衄血，量较多、色红心烦易怒，或见两胁胀痛，口苦咽干，头晕耳鸣，尿黄便结，月经可见提前，量少或不行，舌质红，苔黄，脉多弦数。

治则：疏肝清热，降逆止血。

方药：清肝引经汤加减。白芍、生地黄、栀子、牛膝各 15 克，当归、牡丹皮、黄芩、茜草各 12 克，川楝子 9 克，白茅根 18 克，柴胡 10 克，甘草 6 克。

用法：每日 1 剂，水煎分早晚温服。

(2)肺肾阴虚

主症：经期或经后吐血、衄血，量少，色暗红，平素可见头晕耳鸣，手足心热，两颧潮红，潮热咳嗽，咽干口渴，月经多见先期、量少，舌质红或绛，苔花剥或无苔，脉多见细数。

治则：滋阴润肺，清热凉血。

方药：顺经汤加减。当归、熟地黄、黑荆芥、牡丹皮、牛膝、女贞子各 12 克，沙参、麦冬、白芍、墨旱莲、茯苓各 15 克，甘草 6 克。

用法：每日 1 剂，水煎分早晚温服。

17. 中医是怎样辨证治疗经行头痛的

经行头痛是女性月经期常见的一种病症,特点是与月经相伴而发。中医认为,经行头痛的发生主要是由于气血不调所致,通常分为血虚、肝火、血瘀和痰湿4种证型进行辨证治疗。

(1)血虚

主症:经期或经后头痛,头晕,经血量少或淋漓不尽,色淡、质稀,面色无华,心悸少寐,神疲乏力,舌质淡,苔薄少,脉虚细。

治则:益气养血。

方药:八珍汤加减。党参、熟地黄、白术各15克,茯苓、当归、白芍、川芎、枸杞子、何首乌各12克,生姜3片,大枣6枚,甘草6克。

用法:每日1剂,水煎分早晚温服。

(2)肝火

主症:经前或经期头痛,甚或巅顶牵痛,头晕目眩,烦躁易怒,口苦咽干,舌质红,苔薄黄,脉弦细数。

治则:养阴清热,柔肝熄风。

方药:杞菊地黄汤加减。枸杞子、菊花、熟地黄、山茱萸、川芎、牡丹皮、泽泻各12克,山药、白芍各15克,夏枯草、白蒺藜各10克,甘草6克。

用法:每日1剂,水煎分早晚温服。

(3)血瘀

主症:经前或经期头痛剧烈如锥刺,痛有定处,伴月经后期,经色紫暗有块,少腹疼痛拒按,经畅则头痛缓解,胸闷作胀,舌质暗,边有瘀点,脉细涩。

治则:调气活血,化瘀通络。

方药:通窍活血汤加减。赤芍、川芎、桃仁、红花、石菖蒲、郁金各10克,香附6克,丹参、泽泻、陈皮各12克,生姜3片,甘草6克。

用法:每日1剂,水煎分早晚温服。

（4）痰湿

主症：经前或经期头痛，头晕沉闷胀，胸胁满闷，呕恶痰多，形体肥胖，神疲倦怠，或经暗质黏，舌质淡红，苔白腻，脉滑。

治则：豁痰除湿，理气活血止痛。

方药：苍附导痰汤加减。茯苓、白术、神曲各 15 克，泽泻、胆南星、当归、川芎、法半夏、苍术、枳壳各 10 克，陈皮 12 克，甘草 6 克。

用法：每日 1 剂，水煎分早晚温服。

18. 中医是怎样辨证治疗绝经前后诸证的

有部分妇女在绝经前后，出现一些与绝经有关的症状，如经行紊乱，头晕耳鸣，心悸失眠，烦躁易怒，烘热汗出，五心烦热，水肿便溏，腰酸骨楚，倦怠乏力，甚或情志异常等，这些症候往往三三两两，轻重不一的综合出现，有的可延续 3～5 年，甚至更长一段时间，此即绝经前后诸证。

中医认为，绝经前后诸证的产生主要是肾气虚衰、冲任不足所致，治疗当以补肾气、调冲任为重点，通常将其分为肾阴虚和肾阳虚 2 种基本证型进行辨证治疗。临证用药不宜辛温香燥，以防损耗津液，致犯"虚虚之戒"，同时还宜调情志、节嗜欲、适劳逸、慎起居等，以配合治疗。

（1）肾阴虚

主症：头晕耳鸣，失眠多梦，心烦易怒，烘热汗出，五心烦热，腰膝酸软，或皮肤感觉异常，口干便结，尿少色黄，舌质红，苔薄少，脉细数。

治则：滋阴补肾，育阴潜阳。

方药：左归饮加减。熟地黄、生地黄、山药、龟甲、龙骨、枸杞子各 15 克，山茱萸、茯苓、制何首乌各 12 克，牡丹皮、白蒺藜、钩藤各 10 克，甘草 6 克。

用法:每日 1 剂,水煎分早晚温服。

(2)肾阳虚

主症:面色晦暗,精神萎靡,形寒肢冷,纳差腹胀,大便溏薄,或面浮肢肿,尿意频数,甚或小便失禁,舌质淡,苔薄少,脉沉细无力。

治则:温肾扶阳,

方药:右归饮加减。熟地黄、山药、枸杞子、杜仲、菟丝子各 15 克,山茱萸、鹿角胶、当归、补骨脂、淫羊藿、仙茅各 12 克,肉桂 9 克,甘草 6 克。

用法:每日 1 剂,水煎分早晚温服。

19. 如何选用单方验方治疗月经病

单方是指药味不多,取材便利,对某些病症具有独特疗效的方剂。单方治病在民间源远流长,享有盛誉,"单方治大病"之说几乎有口皆碑,深入人心,在长期的实践中,人们总结有众多的行之有效的治疗月经病的单方,采用单方调治月经病,方法简单易行,经济实惠,深受广大患者的欢迎。

验方是经验效方的简称。千方易得,一效难求,古今多少名医,毕其一生精力,在探求疾病的治疗中,反复尝试,反复验证,创造了一个个效验良方,此即验方。验方是医务界的同道在继承总结前人经验的基础上,融汇新知,不断创新,总结出的行之有效的经验新方。不断发掘整理名医专家治疗月经病的经验效方,对于指导临床实践,提高中医治疗月经病的临床疗效,无疑有举足轻重的作用。

单方验方治疗月经病效果虽好,也只是中医调治月经病诸多方法中的一种,若能与针灸按摩、饮食调养、起居调摄、心理疗法等其他治疗调养方法相互配合,采取综合性的治疗措施,其临床疗效可大为提高。用于治疗月经病的单方验方较多,它们各有其适用范围,由于患者个体差异和病情轻重不一,加之部分方剂还含有毒性药物,因此在应用单方验方时,一定要在有经验医师的指导下进行,做到根据病情辨病辨证选方用方,依单方验方的功效和适应证仔细分析、灵活运用,并注意随病情的变化及时调整用药,切忌生搬硬套。

20. 治疗月经先期常用的单方有哪些

处 方 1

药物:青蒿、牡丹皮、白芍各 12 克,藕节 18 克。
用法:每日 1 剂,水煎分早晚服。
主治:肝郁血热所致的月经先期。

处 方 2

药物:牡丹皮、栀子、白芍各 12 克,柴胡 10 克,薄荷 6 克。
用法:每日 1 剂,水煎分早晚服。
主治:肝郁化热型月经先期。

处 方 3

药物:人参 9 克,黄芪 24 克,莲子 12 克,大枣 6 枚。
用法:每日 1 剂,水煎分早晚服。
主治:气虚所致的月经先期。

处 方 4

药物:黄芪 24 克,党参、白术、酸枣仁各 15 克,阿胶(烊化)各 12 克。
用法:每日 1 剂,水煎分早晚服。
主治:气虚型月经先期。

处 方 5

药物:生地黄、玄参、龙骨各 18 克,白芍 15 克,地骨皮 12 克。

用法:每日 1 剂,水煎分早晚服。

主治:阴虚内热型月经先期。

处 方 6

药物:柿叶、侧柏叶、黄芩各 9 克。

用法:将柿叶、侧柏叶、黄芩晒干,共研为细末,每次 3 克,每日 2～3 次,温开水送服。

主治:血热所致的月经先期。

处 方 7

药物:生地黄、地骨皮、白芍、黄柏各 16 克,藕节 30 克。

用法:每日 1 剂,水煎分早晚服。

主治:阳热内盛型月经先期。

处 方 8

药物:生地黄、女贞子、墨旱莲、牡丹皮各 12 克。

用法:每日 1 剂,水煎分早晚服。

主治:阴虚火旺所致的月经先期。

21. 治疗经期延长常用的单方有哪些

处 方 1

药物:黄芪 24 克,白术、党参各 15 克,棕榈炭、阿胶(烊化)各 12 克。

用法:每日 1 剂,水煎分早晚服。

主治:气虚所致的经期延长。

处 方 2

药物:女贞子、墨旱莲、知母各 10 克。

用法：每日 1 剂，水煎分早晚服。

主治：阴虚血热所致的经期延长。

处 方 3

药物：女贞子、墨旱莲、生地黄各 15 克，茜草 12 克。

用法：每日 1 剂，水煎分早晚服。

主治：阴虚血热所致的经期延长。

处 方 4

药物：墨旱莲、茜草各 30 克，大枣 6 枚。

用法：每日 1 剂，水煎分早晚服。

主治：阴虚血热所致的经期延长。

处 方 5

药物：生黄芪 30 克，人参、炒升麻、炒荆芥、枳壳各 10 克。

用法：每日 1 剂，水煎分早晚服。

主治：气虚失摄所致的经期延长。

处 方 6

药物：麦冬、百合各 15 克，白茅根 12 克。

用法：每日 1 剂，水煎分早晚服。

主治：阴虚血热所致的经期延长。

处 方 7

药物：鹿角霜、川续断各 15 克，海螵蛸 30 克。

用法：每日 1 剂，水煎分早晚服。

主治：肾气不固所致的经期延长。

处 方 8

药物:人参 12 克,仙鹤草 30 克,大枣 6 枚。

用法:每日 1 剂,水煎分早晚服。

主治:脾气虚所致的经期延长。

22. 治疗月经先后无定期常用的单方有哪些

处 方 1

药物:鲜橘叶 20 克,红糖适量。

用法:每日 1 剂,将鲜橘叶水煎去渣取汁,冲入红糖,分早晚温热服。

主治:肝郁型月经先后无定期。

处 方 2

药物:菟丝子 12 克,枸杞子、山茱萸各 9 克,丹参 10 克。

用法:每日 1 剂,水煎分早晚服。

主治:肾虚型月经先后无定期。

处 方 3

药物:怀山药、核桃仁各 240 克,枸杞子 120 克,鹿角胶、冰糖各 60 克。

用法:将鹿角胶用蛤粉炒脆研末,其余 4 味用文火煮熟至极烂,入鹿角胶粉和拌共捣为膏,防腐备用。每次 30 克,每日 3 次,分早、中、晚服用。

主治:肾虚所致的月经先后无定期。

处 方 4

药物:柴胡 6 克,枳壳、当归各 9 克,白芍 12 克,大枣 6 枚。

用法:每日 1 剂,水煎分早晚服。

主治:肝郁型月经先后无定期。

处 方 5

药物:月季花 10 克,蒲黄 9 克,米酒适量。

用法:每日 1 剂,将月季花、蒲黄放入砂锅中,加入米酒和水各一半,水煎分早晚服。

主治:肝郁型月经先后无定期。

处 方 6

药物:月季花 9 克,核桃仁 30 克,红糖适量。

用法:每日 1 剂,将月季花、核桃仁水煎去渣取汁,冲入红糖,分早晚温热服。

主治:肾虚型月经先后无定期。

处 方 7

药物:香附 30 克,当归 15 克,黄酒 250 毫升。

用法:将香附、当归一同放入酒瓶中,密闭浸泡 1 周。视酒量大小,每次 15～30 毫升,每日 2 次,分早晚饮用。

主治:肝郁所致的月经先后无定期。

处 方 8

药物:山药 20 克,枸杞子 15 克,核桃仁 25 克。

用法:每日 1 剂,水煎分早晚服。

主治:肾虚型月经先后无定期。

23. 治疗月经后期常用的单方有哪些

处 方 1

药物:鲜橘叶 20 克,紫苏梗 10 克,红糖适量。

用法:将鲜橘叶、紫苏梗水煎去渣取汁,冲入红糖,分早晚温热服。

主治:月经后期兼见少腹胀痛者。

处 方 2

药物:当归、熟地黄、枸杞子各 12 克,牛膝 15 克,肉桂 9 克。

用法:每日 1 剂,水煎分早晚服。

主治:虚寒型月经后期。

处 方 3

药物:生姜、艾叶各 6 克,红糖适量。

用法:将生姜、艾叶水煎去渣取汁,冲入红糖,分早晚温热服。

主治:血寒所致的月经后期。

处 方 4

药物:艾叶 9 克,牛膝 12 克,肉桂 6 克,当归、川芎各 10 克。

用法:每日 1 剂,水煎分早晚服。

主治:实寒型月经后期。

处 方 5

药物:当归、白芍、熟地黄、川芎各 12 克,黄芪 18 克。

用法:每日 1 剂,水煎分早晚服。

主治:血虚型月经后期。

处方 6

药物:乌药、香附、木香、当归各 10 克,甘草 6 克。

用法:每日 1 剂,水煎分早晚服。

主治:气滞型月经后期。

处方 7

药物:砂仁、佛手、山楂各 50 克,黄酒或米酒 500 毫升。

用法:将砂仁、佛手、山楂一同放入酒瓶中,密闭浸泡 1 周。视酒量大小,每次 15～30 毫升,每日 2 次,分早晚饮用。

主治:气滞型月经后期。

处方 8

药物:生山楂 50 克,当归 12 克,红糖 30 克。

用法:将生山楂、当归水煎去渣取汁,冲入红糖,分早晚温热服。

主治:月经后期。

24. 治疗月经过少常用的单方有哪些

处方 1

药物:生地黄、熟地黄、黄芪各 20 克,杜仲、山茱萸各 12 克。

用法:每日 1 剂,水煎分早晚服。

主治:肾虚型月经过少。

处方 2

药物:熟地黄、枸杞子各 24 克,党参、当归、香附各 12 克。

用法:每日 1 剂,水煎分早晚服。

主治:各种证型的月经过少。

处 方 3

药物:黄芪、党参各 20 克,当归 15 克,大枣 6 枚,红糖适量。

用法:将黄芪、党参、当归、大枣水煎去渣取汁,冲入红糖,分早晚温热服。

主治:血虚型月经过少。

处 方 4

药物:苍术、白术各 12 克,泽兰、川牛膝各 15 克,炒薏苡仁 30 克。

用法:每日 1 剂,水煎分早晚服。

主治:痰湿型月经过少。

处 方 5

药物:益母草 30 克,当归 12 克。

用法:每日 1 剂,水煎分早晚服。

主治:血瘀型月经过少。

处 方 6

药物:小茴香、乌药、干姜各 10 克,川芎 12 克。

用法:每日 1 剂,水煎分早晚服。

主治:寒凝型月经过少。

处 方 7

药物:当归、山楂各 30 克,川芎 12 克。

用法:每日 1 剂,水煎分早晚服。

主治:血瘀型月经过少。

处方 8

药物:鸡血藤、熟地黄各 24 克,阿胶(烊化)10 克。

用法:每日 1 剂,水煎分早晚服。

主治:冲任血虚型月经过少。

25. 治疗月经过多常用的单方有哪些

处方 1

药物:茜草、小蓟各 30 克,生大黄 5 克。

用法:每日 1 剂,水煎分早晚服。

主治:血热、血瘀所致的月经过多。

处方 2

药物:棉花根、仙鹤草各 30 克。

用法:每日 1 剂,水煎分早晚服。

主治:气虚失摄所致的月经过多。

处方 3

药物:白头翁 60 克,炒地榆 30 克,白糖适量。

用法:将白头翁、炒地榆水煎去渣取汁,冲入红糖,分早晚温热服。

主治:血热、湿热所致的月经过多。

处方 4

药物:三七粉适量。

用法:每次 2～3 克,每日 3 次,温开水冲服。

主治:血瘀所致的月经过多。

处 方 5

药物:铁树叶 30 克,红糖适量。

用法:将铁树叶水煎去渣取汁,冲入红糖,分早晚温热服。

主治:血热所致的月经过多。

处 方 6

药物:党参、黄芪各 20 克,升麻、炙甘草、白术各 10 克。

用法:每日 1 剂,水煎分早晚服。

主治:气虚失摄所致的月经过多。

处 方 7

药物:生黄芪、仙鹤草各 30 克。

用法:每日 1 剂,水煎分早晚服。

主治:气虚失摄所致的月经过多。

处 方 8

药物:黄芪 30 克,黄精 15 克,山茱萸、巴戟天各 12 克,当归 9 克。

用法:将上药共研为细末,炼蜜为丸,每次 3～6 克,每日 2～3 次,温开水送服。

主治:精血亏虚所致的月经过多。

26. 治疗崩漏常用的单方有哪些

处 方 1

药物:党参 30 克,白术 15 克,黄芪、阿胶(烊化)各 9 克,甘草 3 克。

用法:每日 1 剂,水煎分早晚服。

主治:脾气虚所致的崩漏。

处 方 2

药物:墨旱莲、地榆炭、黄芩各 15 克。

用法:每日 1 剂,水煎分早晚服。

主治:血热所致的崩漏。

处 方 3

药物:鹿角霜 15 克,补骨脂 18 克,煅牡蛎 30 克。

用法:每日 1 剂,水煎分早晚服。

主治:脾肾阳虚型崩漏。

处 方 4

药物:菟丝子 12 克,桑寄生、川续断、阿胶(烊化)各 10 克。

用法:每日 1 剂,水煎分早晚服。

主治:肾气虚所致的崩漏。

处 方 5

药物:黄芪 100 克,黄芩 15 克,三七粉 5 克。

用法:每日 1 剂,黄芪、黄芩水煎取汁,冲服三七粉。

主治:崩漏偏热者。

处 方 6

药物:党参、黄精各 24 克,炒升麻、海螵蛸、甘草各 10 克。

用法:每日 1 剂,水煎分早晚服。

主治:脾虚所致的崩漏。

处 方 7

药物:仙鹤草、龙骨、牡蛎各 50 克。

用法:每日 1 剂,水煎分早晚服。

主治:崩漏下血不止。

处 方 8

药物:乌梅炭、地榆炭各 60 克,三七、侧柏叶各 30 克。

用法:将乌梅炭、地榆炭、三七、侧柏叶研为细末,每次 10～20 克,每日 3～4 次,温开水送服。

主治:崩漏下血不止。

27. 治疗痛经常用的单方有哪些

处 方 1

药物:黄芪 30 克,当归、白芍、川芎、香附各 12 克。

用法:每日 1 剂,水煎分早晚服,于月经来潮前开始用药,连服 3～4 日。

主治:气血虚弱型痛经。

处 方 2

药物:肉桂皮 6 克,山楂 10 克,红糖适量。

用法:每日 1 剂,将肉桂皮、山楂水煎去渣取汁,冲入红糖,分早晚温热服,于月经来潮前开始用药,连服 2～3 剂。

主治:寒湿凝滞型痛经。

处 方 3

药物:金荞麦根 50 克(或鲜品 70 克)。

用法:每日 1 剂,水煎分早晚服,于月经来潮前 3～5 日开始用药,连服 2～3 剂,2 个月为 1 个疗程。

主治:痛经。

处 方 4

药物：山楂、红糖各 50 克。

用法：先将山楂熬成浓汁后，再将红糖放入煮化，分早晚温服，于月经来潮前开始用药，连服 2～3 日。

主治：气滞血瘀型痛经。

处 方 5

药物：山楂（去核）50 克，向日葵子（不去皮）25 克，红糖适量。

用法：将山楂、向日葵子烘干研为细末，加红糖少许，每日用温开水送服，月经来潮前 1～2 日开始用药，连服 2～3 剂。

主治：气滞血瘀型痛经。

处 方 6

药物：丹参 60 克，党参 30 克，白酒 500 毫升，红糖适量。

用法：将丹参、党参装入盛有白酒的瓶子中，密闭浸泡 30 日备用。每次 10～20 毫升，每日 2～3 次，加入红糖调服，于月经来潮前开始用药，连服 3～4 日。

主治：气血不足型痛经。

处 方 7

药物：香附、乌药、延胡索各 9 克，肉桂、细辛各 3 克。

用法：每日 1 剂，水煎分早晚服，于月经来潮前开始用药，连服 2～3 剂。

主治：寒湿凝滞型痛经。

处 方 8

药物：熟地黄、山药、山茱萸各 15 克，益母草 18 克，延胡索 12 克。

用法:每日 1 剂,水煎分早晚服,于月经来潮前开始用药,连服 3～4 日。

主治:肝肾亏损型痛经。

28. 治疗闭经常用的单方有哪些

处 方 1

药物:生山楂 30 克,刘寄奴 12 克,鸡内金 10 克。

用法:每日 1 剂,水煎分早晚服。

主治:气滞血瘀型闭经。

处 方 2

药物:淫羊藿、仙茅各 10 克,菟丝子、枸杞子各 15 克,川芎 12 克。

用法:每日 1 剂,水煎分早晚服。

主治:肝肾不足型闭经。

处 方 3

药物:炒白术、天冬、生鸡内金各等份,山楂、红糖各适量。

用法:将炒白术、天冬、生鸡内金共研为细末,每次 9 克,每日 2 次,用山楂 9 克水煎取汁,冲化红糖 9 克,以之送服药粉。

主治:血瘀型闭经。

处 方 4

药物:当归、熟地黄、山药、枸杞子、鸡血藤各 12 克。

用法:每日 1 剂,水煎分早晚服。

主治:气血虚弱型闭经。

处 方 5

药物:车前子、茜草、香附各 15 克。

用法:每日 1 剂,水煎分早晚服。

主治:痰湿阻滞型闭经。

处 方 6

药物:桑葚 25 克,鸡血藤 20 克,黄酒适量。

用法:每日 1 剂,水煎分早晚服。

主治:闭经。

处 方 7

药物:百合 30 克,丹参 15 克,泽兰 9 克。

用法:每日 1 剂,水煎分早晚服。

主治:阴虚血枯型闭经。

处 方 8

药物:黄芪、当归、菟丝子各 30 克,淫羊藿 15 克,大枣 10 枚。

用法:每日 1 剂,水煎分早晚服。

主治:肝肾不足型闭经。

29. 治疗月经前后诸证常用的单方有哪些

处 方 1

药物:黄芩、菊花各 10 克,白茅根 30 克。

用法:每日 1 剂,水煎分早晚服。

主治:血热所致的经行吐衄。

处 方 2

药物:桃仁、红花、香附各 10 克,玉米须 30 克。
用法:每日 1 剂,水煎分早晚服。
主治:气滞血瘀所致的经行水肿。

处 方 3

药物:夏枯草 30 克,菊花 12 克。
用法:每日 1 剂,水煎分早晚服。
主治:肝阳上亢所致的经行头痛。

处 方 4

药物:白茅根 30 克,川牛膝 25 克。
用法:每日 1 剂,水煎分早晚服。
主治:经行吐衄。

处 方 5

药物:白术、茯苓各 15 克,薏苡仁 30 克,木香 6 克。
用法:每日 1 剂,水煎分早晚服。
主治:脾虚失运所致的经行水肿。

处 方 6

药物:黄芪 30 克,白芍 10 克,麻黄 6 克。
用法:每日 1 剂,水煎分早晚服。
主治:气血不足所致的经行身痛。

处 方 7

药物:白芍 15 克,香附、车前子各 10 克,白术、茯苓各 12 克。
用法:每日 1 剂,水煎分早晚服。

主治:肝郁脾虚引起的经行水肿。

处 方 8

药物:益母草 15 克,荆芥 10 克。
用法:每日 1 剂,水煎分早晚服。
主治:瘀血所致的经行发热。

处 方 9

药物:胆南星、川芎、僵蚕各 6 克,细辛 3 克。
用法:每日 1 剂,水煎分早晚服。
主治:痰湿阻滞所致的经行头痛。

处 方 10

药物:炒白术 30 克,炒山药 20 克,砂仁 6 克。
用法:每日 1 剂,水煎分早晚服。
主治:脾虚湿盛所致的经行泄泻。

处 方 11

药物:生地黄 15 克,牡丹皮 12 克。
用法:每日 1 剂,水煎分早晚服。
主治:血热或阴虚所致的经行发热。

处 方 12

药物:黄芪 30 克,当归 12 克,红花 3 克,大枣 6 枚。
用法:每日 1 剂,水煎分早晚服。
主治:血虚所致的经行头痛。

处 方 13

药物:黄芪 30 克,当归、赤芍、牡丹皮各 10 克。

用法:每日 1 剂,水煎分早晚服。

主治:气血不足所致的经行发热。

处 方 14

药物:威灵仙、川芎、羌活、桂枝各 10 克,黄酒 500 毫升。

用法:将威灵仙、川芎、羌活、桂枝一同放入砂锅中,加入黄酒和清水各半,煮沸数沸后,去渣取汁。每次 30 毫升,每日 2～3 次,口服。

主治:寒湿所致的经行身痛。

处 方 15

药物:藕节 60 克。

用法:每日 1 剂,水煎分早晚服。

主治:血热所致的经行吐衄。

30. 治疗绝经前后诸证常用的单方有哪些

处 方 1

药物:淫羊藿、党参、续断各 15 克,巴戟天 10 克。

用法:每日 1 剂,水煎分早晚服。

主治:绝经前后出现脾肾阳虚症状者。

处 方 2

药物:黄连 10 克,肉桂 3 克。

用法:每日 1 剂,水煎分早晚服。

主治:绝经期出现心肾不交症状者。

处 方 3

药物:枸杞子 30 克,生地黄 15 克。

用法:每日 1 剂,水煎分早晚服。

主治:绝经前后出现肝肾阴虚症状者。

处 方 4

药物:柏子仁 15 克,合欢皮 30 克,远志 12 克。

用法:每日 1 剂,水煎分早晚服。

主治:绝经期出现心神不安症状者。

处 方 5

药物:五加皮、淫羊藿、菟丝子各 15 克。

用法:每日 1 剂,水煎分早晚服。

主治:绝经前后出现肾阳不足症状者。

处 方 6

药物:苍术、白术、厚朴、石菖蒲各 12 克,炒薏苡仁 30 克。

用法:每日 1 剂,水煎分早晚服。

主治:绝经期出现脾虚湿盛症状者。

处 方 7

药物:黄精 15 克,玉竹、山茱萸各 12 克。

用法:每日 1 剂,水煎分早晚服。

主治:绝经前后出现肝肾阴虚症状者。

处 方 8

药物:瓜蒌 30 克,桔梗、香附各 10 克,川贝母 6 克。

用法:每日 1 剂,水煎分早晚服。

主治:绝经期出现气郁痰结症状者。

31. 治疗月经先期常用的验方有哪些

(1)何氏调经方

药物组成:桑叶、生地黄、地骨皮、炒玉竹、紫草根各 15 克,槐米、玄参、生白芍各 12 克,牡丹皮 10 克。

应用方法:每日 1 剂,水煎分早晚服。

功能主治:养阴清热凉血。主治月经先期。

(2)加味清经散

药物组成:生地黄、枇杷叶各 15 克,牡丹皮、青蒿、紫草各 10 克,地骨皮、生白芍、茯苓、白薇各 12 克,黄柏 8 克。

应用方法:每日 1 剂,水煎分早晚服。

功能主治:凉血清热,调经。主治血热型月经先期。

(3)安冲调经汤

药物组成:山药 15 克,白术、石莲肉、川续断、椿根白皮各 9 克,熟地黄、海螵蛸各 12 克,生牡蛎 30 克,炙甘草 6 克。

应用方法:每日 1 剂,水煎分早晚服。

功能主治:平补脾肾,调经固冲。主治肾气不固之月经先期,表现为月经周期提前、经量增多、色淡、质稀,腰酸膝软,小腹空坠,纳少便溏,舌质淡,脉细弱。

(4)朱氏养阴调经方

药物组成:生地黄、熟地黄、枸杞子、丹参、阿胶、玄参、女贞子、黄芪、地骨皮、杜仲各 9 克,白芍、白术、青蒿各 6 克。

应用方法:每日 1 剂,水煎分早晚服。

功能主治:养阴清虚热。主治阴虚火旺型月经先期。

(5)丹栀逍遥散加减方

药物组成:当归、赤芍、黑栀子各 9 克,柴胡 3 克,茯苓 12 克,牡丹皮、川郁金各 6 克,炙青皮、薄荷梗各 5 克,甘草 2.4 克,香附 8 克。

应用方法:每日 1 剂,水煎分早晚服。

功能主治:养血疏肝调经。主治肝郁气滞、冲任失调之月经先期。

32. 治疗经期延长常用的验方有哪些

(1)银藤汤

药物组成:金银花、枳壳各 9 克,红藤、丹参各 15 克,薏苡仁 20 克,败酱草、生蒲黄(包煎)、茜草炭、地榆炭各 12 克,川厚朴 9 克,六一散(包煎)10 克。带多色黄者,加黄柏、知母各 9 克;舌苔厚腻、纳呆者,去败酱草,加苍术 10 克,六神曲 9 克;腹痛拒按者,加延胡索 15 克,没药 6 克,香附 9 克

应用方法:每日 1 剂,水煎分早晚服。

功能主治:清热利湿,调经止血。主治湿热之经期延长,色红黏腻,有时秽臭,下腹胀痛拒按,带多色黄,肢体倦怠,步履沉重,舌苔黄腻,脉滑数。

(2)顾氏经验方

药物组成:当归、牡丹皮、地骨皮、炒蒲黄各 10 克,生地黄、太子参各 15 克,白芍 12 克,川芎 3 克。

应用方法:每日 1 剂,水煎分早晚服,于经期第一日开始服,连服 5~7 剂,血止停服,改服养血益气之剂。

功能主治:滋阴清热,调经止血。主治经期延长或月经先期,量少淋漓,色紫暗兼夹瘀块者。

(3)凉血清热汤

药物组成:桑叶、牡丹皮各 9 克,地骨皮、玄参、紫草根、生白芍、墨旱莲、炒玉竹各 12 克,槐米、生地黄各 15 克,生荷叶、甘草各 6 克。

应用方法:每日 1 剂,水煎分早晚服。

功能主治:凉血清热,滋阴固冲。主治经期延长,月经过多,崩漏等属血分实热之证者。

(4)益气固冲汤

药物组成:党参 24 克,黄芪 25 克,白术 12 克,升麻、贯众、枳壳、补骨脂各 10 克,艾叶 6 克。

应用方法:每日 1 剂,水煎分早晚服,于出血期连服 4～6 剂。

功能主治:益气温阳,止血固冲。主治经期延长,月经过多,崩漏等。

(5)归芍二黄汤

药物组成:黄芪 45 克,白术、苍术、当归、白芍、陈皮各 3 克,熟地黄 15 克,生地黄、炙甘草各 9 克,柴胡 6 克。

应用方法:每日 1 剂,水煎分早晚服。

功能主治:补中健脾。主治脾气虚弱之经期延长。

33. 治疗月经先后无定期常用的验方有哪些

(1)补肾定经汤

药物组成:菟丝子、当归各 10 克,杭白芍、熟地黄、怀山药各 15 克,焦荆芥 6 克,柴胡 3 克。

应用方法:每日 1 剂,水煎分早晚服。

功能主治:补肾疏肝调经。主治肾虚肝郁、水不涵木所致的月经先后无定期。

(2)黄氏调经汤

药物组成:白薇、当归、牡丹皮、川楝子各 10 克,白芍、生地黄、山药、桑寄生、薏苡仁各 15 克,丹参、香附各 12 克,川芎 9 克,莲子心、甘草各 6 克。

应用方法:每日 1 剂,水煎分早晚服。

功能主治:疏肝肾之气,养血调经。主治月经先后无定期。

(3)活血止痛汤

药物组成:当归、白术、香附、小茴香、乌药、红花、芡实、延胡索各 10 克,白芍、桃仁各 12 克,茯苓、丹参、川牛膝各 15 克,柴胡、木香、艾叶各 6 克,生薏苡仁 30 克,甘草 3 克。

应用方法:每日 1 剂,水煎分早晚服。

功能主治:健脾疏肝,活血祛瘀。主治脾虚肝旺所致的月经先后无定期。

(4)加味调气汤

药物组成:薤白、桔梗、杏仁、枳壳、柴胡、当归、白芍各 10 克,薄荷 3～4 克。胸胁胀闷、不舒甚者,去枳壳,加枳实、郁金、合欢花各 10 克,青皮 8 克;经行乳胀者,加瓜蒌、香附各 10 克;经行小腹胀痛、有块者,酌加香附、益母草各 15～20 克,延胡索 20 克,蒲黄 10 克;气郁化火者,加黄芩、栀子、龙胆草各 10 克;头晕目眩、舌红口干者,加生龙骨、生牡蛎 30 克,白蒺藜 10 克。

应用方法:每日 1 剂,水煎 2 次,共取汁约 500 毫升,分早晚温服,每月经周期前 3 日开始服药,连服 4 日,3～4 个月经周期为 1 个疗程。

功能主治:疏肝郁,调冲任,理气活血。主治月经先后无定期。

(5)柴芍六君子汤加减方

药物组成:赤芍、白芍、茯苓各 12 克,柴胡 4.5 克,党参 9 克,白术、制半夏、当归、鸡内金各 6 克,陈皮、甘草各 3 克。

应用方法:每日 1 剂,水煎分早晚服。

功能主治:疏肝健脾养血。主治月经先后无定期。

34. 治疗月经后期常用的验方有哪些

(1)温经摄血汤

药物组成:熟地黄(酒蒸)、白芍(酒炒)各 30 克,川芎(酒洗)、炒白术各 15 克,柴胡、肉桂各 1.5 克,五味子 18 克,续断 3 克。

应用方法:每日 1 剂,水煎分早晚服。

功能主治:温中补虚。主治月经后期。

(2)圣愈五子汤

药物组成:党参、黄芪各 30 克,当归 12 克,川芎 6 克,熟地黄、枸杞子、覆盆子、紫河车粉（冲服）各 10 克,酒炒白芍、菟丝子、淫羊藿各 15 克,鸡血藤、鹿角片各 18 克,砂仁 5 克。

应用方法:每日 1 剂,水煎分早晚服。

功能主治:补肾填精,益气养血。主治肾虚血亏、冲任不足之月经后期。

（3）温经汤加减方

药物组成:当归、川牛膝各 9 克,川芎 6 克,白芍、乌药各 10 克,肉桂、甘草各 3 克,莪术 15 克。经量多者,去莪术、川牛膝;腹痛、有血块者,加蒲黄（包煎）9 克,五灵脂 12 克。

应用方法:每日 1 剂,水煎分早晚服。

功能主治:温经散寒调经。主治血寒之月经后期,症见月经延后,量少色暗有血块,小腹冷痛,热敷痛减,肢冷畏寒,舌苔白,脉沉紧。

（4）归芍六君子汤

药物组成:当归、白芍各 6 克,人参、茯苓、白术各 4.5 克,陈皮、半夏各 3 克,炙甘草 1.5 克。

应用方法:每日 1 剂,水煎分早晚服。

功能主治:补气健脾,化痰利水。主治脾胃不足、痰湿内阻之月经后期。

（5）蔡氏化瘀调经方

药物组成:丹参、当归、赤芍、白芍、制香附、怀牛膝、茺蔚子、泽兰叶各 9 克,川芎、红花、月季花、炒枳壳各 4.5 克,川续断 12 克。

应用方法:每日 1 剂,水煎分早晚服。

功能主治:化瘀调经。主治血虚瘀滞所致的月经后期。

35. 治疗月经过少常用的验方有哪些

（1）化裁四物汤

药物组成:当归 9 克,川芎 4 克,熟地黄、仙茅、紫河车、鸡血藤、巴戟天、北黄芪各 15 克,淫羊藿、香附子、益母草各 12 克,鹿角胶(烊化)10 克。

应用方法:每日 1 剂,水煎分早晚服。

功能主治:补肾益精。主治精血不足之月经过少。

(2)养血补肾汤

药物组成:当归、鸡血藤、丹参、炙黄芪、菟丝子、覆盆子、紫河车各 15 克,川芎、甘草、熟地黄各 10 克,木香 6 克。

应用方法:每日 1 剂,水煎分早晚服。

功能主治:补肾益精。主治精血不足之月经过少。

(3)十一味调经汤

药物组成:熟地黄、菟丝子、淫羊藿各 15 克,当归、川芎各 6 克,白芍、续断、延胡索、茺蔚子各 10 克,小茴香 5 克,巴戟天 12 克。

应用方法:每日 1 剂,水煎分早晚服。

功能主治:补气血,益肝肾,调月经。主治肝肾亏虚、气血不足之月经过少。

(4)四物加味调经汤

药物组成:党参、当归各 30 克,川芎、莪术、熟地黄、香附各 10 克,何首乌、益母草各 20 克,川牛膝、白芍各 15 克。气虚血瘀者,加生黄芪、三七、益母草、白术、枳壳。

应用方法:每日 1 剂,水煎分早晚服。

功能主治:调补肝肾,养血调经。主治清宫术后月经过少。

(5)右归补血调经汤

药物组成:炙黄芪 30 克,白术、熟地黄、山茱萸、巴戟天、枸杞子、鹿角胶(烊冲)、淫羊藿、当归、川芎、菟丝子、山药各 15 克,香附 12 克,砂仁 10 克。

应用方法:每日 1 剂,水煎分早晚服。

功能主治:温肾健脾,养血填精,调理冲任。主治卵巢功能失调所致之月经稀发量少。

36. 治疗月经过多常用的验方有哪些

（1）归经汤

药物组成：党参15克，白术、茯苓、当归、酸枣仁、五灵脂炭、蒲黄炭各10克，炙甘草、荆芥炭各5克，黄芪20克，大枣5枚，桂圆肉12克，炙远志3克。

应用方法：每日1剂，用冷水浸泡，文火煎煮3次，共取汁450毫升，分3次服。

功能主治：益气宁神，化瘀止血。主治月经过多，腹痛有凝血块，以及经期延长出现气血两虚症状者。

（2）固经汤

药物组成：炒白芍、醋炙香附、炒黄芩各6克，黄柏炭3克，秋樗皮、侧柏炭、地榆炭各9克，炙龟甲、生地黄炭各15克，仙鹤草30克，地骨皮12克。

应用方法：每日1剂，水煎分早晚服。

功能主治：养阴清热止血。主治肝肾不足、虚火内扰、冲任不固之月经过多。

（3）上海甲方

药物组成：生地黄、白芍、女贞子、墨旱莲各12克，大蓟、小蓟各15克，炒槐花、茜草各9克，炒蒲黄6克。

应用方法：每日1剂，水煎分早晚服。

功能主治：滋阴清热，凉血化瘀。主治阴虚血热、瘀滞胞络所致的月经过多。

（4）王氏调经汤

药物组成：生地黄20克，柴胡、牡丹皮、焦栀子、炒蒲黄（包）各10克，白芍、山药、海螵蛸、地榆炭、益母草各15克，三七粉（冲服）3克。经前两胁、乳房胀痛者，加橘叶、橘核。

应用方法：每日1剂，水煎分早晚服。

功能主治：疏肝清热凉血，止血调经。主治肝郁化热、冲任不固之月经过多。

（5）清肝调经汤

药物组成：钩藤、赤芍、白芍、炒川续断各 12 克,炒栀子 9 克,牡丹皮、焦山楂、五灵脂、茯苓各 10 克,炒蒲黄（包煎）6 克,炒柴胡 5 克,益母草 15 克。

应用方法：每日 1 剂,水煎分早晚服,宜于行经期服用。

功能主治：清肝解郁,化瘀调经。主治月经过多,月经提前,经前乳房胀痛,经期血块多等。

37. 治疗崩漏常用的验方有哪些

（1）二稔汤

药物组成：岗稔根、地稔根、何首乌各 30 克,党参、熟地黄各 18 克,白术、桑寄生、续断、赤石脂各 15 克,炙甘草、棕榈炭各 9 克。

应用方法：每日 1 剂,水煎分早晚服。

功能主治：滋养肝肾,固气摄血。主治肝肾不足,阴虚内热之崩漏。

（2）黄芪治崩方

药物组成：黄芪、制何首乌、白芍、莲房炭各 15 克,白术、蒲黄炭各 10 克,黑姜炭 3 克,甘草 6 克,三七粉 4.5 克。

应用方法：每日 1 剂,水煎分早晚服。

功能主治：补脾益气,佐以化瘀止血。主治气虚崩漏。

（3）温阳止崩汤

药物组成：潞党参、白芍各 12 克,生黄芪 20 克,炒当归、熟附片、阿胶（烊冲）各 10 克,生地黄炭、煅牡蛎、仙鹤草各 30 克,炮姜炭 3 克,生蒲黄（包煎）15 克。

应用方法：每日 1 剂,水煎分早晚服。

功能主治：补胃健脾,温阳止血。主治阳虚崩漏。

（4）益气止崩汤

药物组成：党参、炒白术、侧柏炭、熟大黄各 9 克,炙黄芪、炒山药、赤石脂、棕榈炭各 12 克,炙甘草 3 克。

应用方法:每日 1 剂,水煎分早晚服。

功能主治:益气健脾固摄。主治脾虚失统之崩漏。

(5)朱氏治崩汤

药物组成:潞党参、生地黄、白芍、山茱萸、女贞子、盐水炒黄柏、蒲黄炭各 9 克,当归身、焦白术、青蒿、陈皮各 6 克,熟大黄炭 3 克。

应用方法:每日 1 剂,水煎分早晚服。

功能主治:健脾养血,清热祛瘀。主治阴虚火旺之崩漏。

38. 治疗痛经常用的验方有哪些

(1)泽兰汤

药物组成:泽兰、香附、续断各 14 克,红花、柏子仁各 2 克,当归 10 克,赤芍 12 克,牛膝 3 克,延胡索 8 克。经血中血块较大、且多者,宜增加当归、牛膝的用量;月经量多、血虚明显者,加荆芥炭、阿胶珠(烊化兑服);五心烦热或午后、夜间发热者,加牡丹皮、地骨皮;肢面发胀者,加茯苓。

应用方法:每日 1 剂,水煎分早晚服。

功能主治:解郁祛瘀,调气理血。主治痛经,症见经前或经期腰、小腹胀痛、刺痛,胁肋乳房胀痛,经行不畅,经量或多或少,色暗夹有血块等。

(2)痛经饮

药物组成:当归、炒川楝子、醋炒延胡索、炒小茴香各 10 克,川芎、乌药、甘草各 6 克,益母草、炒白芍各 30 克。

应用方法:每日 1 剂,水煎分早晚服,经前 3～5 日服用,连服 1～3 个月经周期。

功能主治:行气活血,温经止痛。主治偏于气滞寒凝之痛经。

(3)理气活血方

药物组成:当归、香附、乌药、延胡索、枳壳各 12 克,桃仁、郁金、乳香、没药各 9 克,莪术、川芎、柴胡各 6 克,失笑散(包煎)30 克。

应用方法:每日 1 剂,水煎分早晚服,于月经来潮前开始服药,至经行后第二日停药,每个月经周期用药 5 剂。

功能主治:活血化瘀,行气止痛。主治气滞血瘀所致的痛经。

（4）温经散寒汤

药物组成:当归、炒五灵脂、延胡索各 12 克,川芎、生白术、胡芦巴、川楝子、制香附各 10 克,紫石英（先煎）30 克,小茴香、艾叶各 6 克。

应用方法:每日 1 剂,水煎分早晚服。

功能主治:行气活血,散瘀止痛。主治寒性痛经,症见经行小腹冷痛,或少腹两侧抽痛,畏寒,得热痛减,便溏,舌苔白腻,脉濡缓。

（5）开郁调经方

药物组成:当归（小茴香拌炒）、白芍、香附、川楝子、乌药、延胡索、莪术各 9 克,木香 3 克,青皮、陈皮各 4.5 克。

应用方法:每日 1 剂,水煎分早晚服。

功能主治:行气活血,调经止痛。主治肝失条达、气滞失畅之痛经。

39. 治疗闭经常用的验方有哪些

（1）香草汤

药物组成:香附、泽兰叶各 12 克,益母草、柏子仁各 15 克,鸡血藤 24 克,当归 9 克,川芎 6 克,红糖 30 克。

应用方法:每日 1 剂,水煎分早晚服。

功能主治:养血活血,行气化滞。主治气郁血瘀之闭经。

（2）四二五合方

药物组成:当归、白芍、覆盆子、菟丝子、五味子、车前子、仙茅各 9 克,川芎 3 克,熟地黄、牛膝、淫羊藿各 12 克,枸杞子 15 克。

应用方法:每日 1 剂,水煎分早晚服。

功能主治:养血益阴,补肾填精。主治血虚肾亏之闭经。

(3)四物逍遥汤

药物组成:柴胡、当归、川芎、香附、延胡索、桃仁、红花各 9克,赤芍、生地黄各 12 克,青皮 6 克。

应用方法:每日 1 剂,水煎分早晚服。

功能主治:疏肝解郁,利气调经。主治肝郁气滞之闭经。

(4)益气补冲汤

药物组成:党参 15 克,白术、茯神、熟地黄各 12 克,当归、黄芪、枸杞子、菟丝子、炙甘草各 9 克。

应用方法:每日 1 剂,水煎分早晚服。

功能主治:气血双补,肝肾并滋。主治肝肾精枯、气血亏甚之闭经。

(5)归芪调经汤

药物组成:当归、黄芪、菟丝子各 30 克,淫羊藿、川芎、益母草各 15 克,生姜 3 片,大枣 10 枚。

应用方法:每日 1 剂,水煎分早晚服,可连续服用 3～6 个月。

功能主治:益气养血调经。主治气血两虚之闭经。

40. 治疗经行水肿常用的验方有哪些

(1)温阳消肿饮

药物组成:党参、土炒白术各 30 克,陈皮、桂枝、山茱萸、泽泻各 9 克,茯苓、熟地黄各 10 克,生姜 3 片,炒山药、淫羊藿、巴戟天各 15 克,白通草 12 克。

应用方法:每日 1 剂,水煎分早晚服。

功能主治:温肾化气,健脾利水。主治脾肾阳虚、水湿失运之经行水肿。

(2)脾肾阳虚水肿方

药物组成:茯苓、白术各 15 克,桂枝、补骨脂、巴戟天各 10克,菟蔚子、桑白皮各 12 克,川芎、甘草各 6 克。

应用方法:每日 1 剂,水煎分早晚服。

功能主治:健脾益肾,利水消肿。主治脾肾阳虚所致的经行水肿。

(3)五加皮饮加减方

药物组成:白术 15 克,茯苓皮、大腹皮、冬葵子各 12 克,陈皮、木香各 5 克,生姜皮、桂枝各 5 克,当归、白芍各 9 克。水肿甚伴乏力者,加党参 10 克,黄芪 12 克;大便溏薄者,去当归,加山药、白扁豆各 10 克,肉桂(后下)2.5 克;经行量多者,加仙鹤草 30 克,墨旱莲、黄芪各 15 克,小蓟、生蒲黄(包煎)各 12 克。

应用方法:每日 1 剂,水煎分早晚服。

功能主治:健脾渗湿,调经消肿。主治脾虚所致的经行水肿,表现为经行面目、四肢水肿,按之没指,脘闷腹胀,纳少便溏,神疲乏力,经行量多、色淡红,舌质淡,苔薄白,脉濡细。

(4)苓桂术甘加味方

药物组成:茯苓、桂枝、白术、淫羊藿各 15 克,冬瓜皮 30 克,熟附子、炙甘草各 10 克。

应用方法:每日 1 剂,水煎分早晚服。

功能主治:补脾益肾,温阳利水。主治脾肾阳虚所致的经行水肿,表现为经行眼睑及胫踝部有不同程度的水肿,腹胀纳减,腰酸肢软,大便溏稀,经色淡红质稀,舌质淡,苔白腻,脉沉缓或濡细。

(5)朱氏经行水肿方

药物组成:淡附片、炒枳壳各 4.5 克,黄芪皮 12 克,当归、制香附、焦白术、茯苓皮、路路通、合欢皮、怀山药各 9 克,陈皮 6 克。

应用方法:每日 1 剂,水煎分早晚服。

功能主治:温肾健脾,疏肝利湿。主治脾肾阳虚、肝郁气滞所致的经行水肿。

41. 治疗经行发热常用的验方有哪些

(1)疏肝清热方

药物组成:柴胡、青皮、陈皮、枳壳各 4.5 克,当归、赤芍、白术、青蒿各 6 克,制香附、黄芩各 9 克,炙甘草 3 克,川厚朴 2.4 克。

应用方法:每日 1 剂,水煎分早晚服。

功能主治:疏肝清热。主治肝热型经行发热。

(2)清金养血汤

药物组成:川芎 1.8 克,当归、白芍、香附、麦冬、白术各 3 克,牡丹皮、地骨皮、生地黄各 2.4 克,五味子 9 粒,炙甘草 0.6 克。

应用方法:每日 1 剂,水煎不拘时服。

功能主治:行气活血,清热凉血。主治阴虚内热所致的经行发热,表现为经前或经后潮热盗汗,两颧红赤,五心烦热,夜寐不安,经色鲜红,舌红而干,脉细数。

(3)达气养营汤

药物组成:人参、黄连、木香、白豆蔻各 3 克,当归、白芍各 9 克,川芎 4.5 克。

应用方法:每日 1 剂,水煎分早晚服。

功能主治:清肝泻火,活血调经。主治肝胆火郁所致的经行发热,表现为经前或经期发热,或身热心烦,胸胁乳房胀痛,口苦咽干,月经先期,量或多或少,色紫红有块,舌质红,苔薄黄,脉弦数。

(4)血府逐瘀加味方

药物组成:当归、川芎、桃仁、红花各 15 克,赤芍、生地黄、柴胡、枳壳、牛膝、地骨皮各 10 克,桔梗、甘草各 9 克。

应用方法:每日 1 剂,水煎分早晚服。

功能主治:化瘀清热。主治瘀热内阻所致的经行发热。

(5)吴氏经行发热方

药物组成:生地黄 20 克,当归、桃仁、徐长卿各 12 克,栀子、地骨皮各 10 克,川芎、牡丹皮各 9 克,红花、木通各 6 克,甘草 3 克。

应用方法:每日 1 剂,水煎分早晚服。

功能主治:滋阴清热凉血。主治热入血分所致的经行发热,皮肤发斑。

42. 治疗经行吐衄常用的验方有哪些

（1）疏肝顺经汤

药物组成：霜桑叶、杭白芍、醋香附各 9 克，代赭石、芦根、怀牛膝各 30 克，生地黄、牡丹皮、天冬、玄参各 10 克，熟大黄炭 6 克，白茅根 15 克。

应用方法：每日 1 剂，水煎分早晚服。

功能主治：疏肝清热，降逆顺经。主治经行吐衄。

（2）凉血止血汤

药物组成：龙胆草、黄芩、栀子、牡丹皮各 9 克，生地黄 15 克，藕节、白茅根各 30 克，牛膝 12 克，大黄 1.5 克。

应用方法：每日 1 剂，水煎分早晚服。

功能主治：清热平肝，凉血降逆。主治经前期紧张综合征，症见衄血、倒经者。

（3）滋阴降逆汤

药物组成：生地黄、麦冬、玉竹各 15 克，枇杷叶、旋覆花、竹茹各 10 克，墨旱莲 30 克。

应用方法：每日 1 剂，水煎分早晚服。

功能主治：滋阴降逆，润肺清火。主治阴虚肺燥型倒经，症见经期或经后鼻出血，量少，血色暗红，平素多有头晕耳鸣、潮热、咳嗽、手足心发热、唇红而干、舌红无苔、脉细数。

（4）黄氏经行吐衄方

药物组成：生地黄、熟地黄、墨旱莲各 30 克，青盐 1 克，玄参、阿胶、制何首乌各 15 克，炒栀子、牡丹皮、骨碎补各 10 克。

应用方法：每日 1 剂，水煎分早晚服。

功能主治：滋肾清热止血。主治阴虚火旺所致的经行吐衄。

（5）朱氏清热顺经汤

药物组成：生地黄、地骨皮各 12 克，蒲黄、炒阿胶、仙鹤草、荆芥炭、盐水炒黄柏、青蒿、墨旱莲各 9 克，赤芍、牡丹皮、白术、茯苓各 6 克。

应用方法:每日 1 剂,水煎分早晚服。

功能主治:清热调经。主治血热所致的经行吐衄。

43. 治疗经行头痛常用的验方有哪些

(1)夏枯六味汤

药物组成:熟地黄 18 克,山茱萸、山药各 12 克,泽泻、牡丹皮、茯苓、夏枯草、白蒺藜各 9 克。

应用方法:每日 1 剂,水煎分早晚服。

功能主治:滋补肝肾,清利头目。主治肾虚肝火偏旺所致的经前或经期头痛头胀,头晕目赤,腰膝酸软。

(2)加味八珍汤

药物组成:当归、白芍、白术、茯苓、枸杞子、何首乌各 9 克,熟地黄、党参各 12 克,川芎、甘草各 4.5 克。

应用方法:每日 1 剂,水煎分早晚服。

功能主治:补气养血,调经。主治血虚所致的经前或经期头痛头晕,面色萎黄无华,唇甲色淡,舌质淡苔薄,脉细。

(3)蔡氏经行头痛方

药物组成:生地黄 12 克,山茱萸、僵蚕、白蒺藜、怀牛膝、泽泻各 9 克,滁菊花 6 克,生石决明(先煎)15 克,龙胆草 4.5 克,生麦芽 30 克。

应用方法:每日 1 剂,水煎分早晚服。

功能主治:滋阴潜阳,息风泻火。主治阴虚阳亢、肝火内盛所致的经行头痛。

(4)朱氏经行头痛方

药物组成:党参、黄芪、怀山药、朱茯苓、震灵丹(包)各 12 克,淮小麦、玉米须各 30 克,焦山楂 9 克,炮姜炭 4.5 克,炙甘草 6 克。

应用方法:每日 1 剂,水煎分早晚服。

功能主治:健脾养血,益气升阳。主治脾肾两虚,冲任统摄不利,心脑失养之经行头痛。

(5)黄氏经行头痛方

药物组成:佩兰、薤白各 6 克,荷叶 1 小块,全瓜蒌 15 克,生龙骨 24 克,细辛 1.5 克,川楝子、牡丹皮各 10 克,丹参 20 克,炒白芥子 3 克。

应用方法:每日 1 剂,水煎分早晚服。

功能主治:升清降浊,化瘀止痛。主治痰浊内盛所致的经行头痛。

44. 治疗绝经前后诸证常用的验方有哪些

(1)滋肾养肝汤

药物组成:生地黄、枸杞子、何首乌各 12 克,白芍、当归、女贞子、白蒺藜、菟丝子、沙参各 9 克,龙齿(先煎)20 克,白豆蔻(后下)3 克。

应用方法:每日 1 剂,水煎分早晚服。

功能主治:滋肾养肝。主治绝经前后诸证。

(2)清眩平肝汤

药物组成:当归、桑叶、菊花、黄芩、女贞子、墨旱莲、红花、牛膝各 9 克,川芎 4.5 克,白芍、生地黄各 12 克。

应用方法:每日 1 剂,水煎分早晚服。

功能主治:滋肾养肝,清热平肝,活血调经。主治绝经前后诸证属肝肾阴虚、肝阳亢盛,有头晕、头痛、烦躁等症状者。

(3)益鹤四君子汤

药物组成:党参、仙鹤草、黄芪、何首乌各 30 克,焦白术、阿胶、血余炭、茯苓各 9 克,炒升麻 24 克,桑寄生、菟丝子各 15 克。

应用方法:每日 1 剂,水煎分早晚服。

功能主治:健脾益肾,固摄冲任。主治脾肾不足所致的绝经前后诸证,表现为月经周期紊乱,出血量多者行经时间长,精神恍惚,肢体乏力,腰膝酸软,小腹不适,舌质淡体胖大,苔薄白,脉沉细弱。

（4）沙参熟地黄滋养方

药物组成:沙参、熟地黄、山药、枸杞子、菟丝子、茺蔚子、何首乌各20克,五味子、女贞子、桑葚各15克,当归10克,柏子仁12克。

应用方法:每日1剂,水煎分3次服。

功能主治:益肾补阴,养血安神,滋水涵木,平肝潜阳。主治绝经前后诸证,主要表现为月经异常(经量不规则),精神倦怠,头晕耳鸣,健忘失眠,情志不舒,烦躁易怒,心悸多梦,面部水肿,手足心热,汗多口干,尿频,便溏等。

（5）桂附八味加减方

药物组成:熟附子、当归各10克,党参、茯苓、熟地黄、黄精、天麻、山茱萸各15克,白术12克,肉桂、炙甘草各6克。

应用方法:每日1剂,水煎分早晚服。

功能主治:健脾补肾,调理冲任。主治脾肾阳虚型绝经前后诸证,表现为头晕眼花,心悸失眠,面色欠华,形寒肢冷,纳差,舌质淡,苔薄,脉沉细无力。

45. 如何选择治疗月经病的中成药

用于治疗月经病的中成药较多,它们各有不同的使用范围,临床上如何选择使用,直接关系到治疗效果。在选用中成药前,首先要仔细阅读说明书,了解其功效和主治,之后根据具体情况,有的放矢的使用。

（1）医生指导:虽然相对西药而言中成药的不良反应要低得多,但是由于中成药有其各自的功效、适应证,若药不对证,不仅无治疗作用,反而会加重病情,甚至引发不良反应,因此月经病患者在选用中成药时,一定要请教医生,在医生的指导下选用。

（2）阅读标签:大凡中成药,在其外包装上都有标签,有的还有说明书,不论是标签还是说明书,其上面都能提供该药的功效、适应证、用法用量、注意事项等,仔细阅读中成药上面的标签和说明书,对正确选用中成药大有好处。

(3)辨证选药:即根据月经病患者的发病机制和临床表现的不同,通过辨证分型,确立相应的治则,之后根据治疗原则选取中成药。绝大多数中成药是针对不同证型而设的,只有用于适宜的证型才能发挥最好的疗效。要做到辨证选药,既要了解药性,也要清楚中成药的药物组成、功能主治,还要掌握辨证论治的方法。

(4)综合选药:即综合考虑月经病患者的病、证、症来选择适宜的中成药。有时患者可表现为多种证型的复杂情况,且症状也较突出,故要选用两种或几种药物进行治疗。随着治疗的进展,证、症均会发生改变,治疗选药也要做相应的调整。

46. 治疗月经病常用的中成药片剂有哪些

(1)痛经片

药物组成:当归、丹参、熟地黄、五灵脂、山楂炭、川芎、肉桂、木香、益母草、青皮、白芍、干姜、香附、茺蔚子、延胡索、红花。

功能主治:理气活血,散寒止痛。适用于寒凝气滞,月经不调,经来腹痛。

用法用量:每次 8 片(每片重 0.35 克),每日 3 次,临经时服。

注意事项:孕妇忌服,火热盛者不宜用。

(2)止血片

药物组成:墨旱莲、地锦草、拳参、土大黄、珍珠母。

功能主治:清热凉血,止血。主治因血热引起的月经过多,鼻衄,咯血,吐血。

用法用量:每次 4 片(每片重 0.3 克),每日 3 次,温开水送服,可配合其他药物。

注意事项:孕妇忌服。

（3）妇康宁片

药物组成：白芍、香附、当归、艾叶炭、三七、麦冬、党参、益母草。

功能主治：调经养血，理气止痛。主治气血两亏，月经不调，经期腹痛。

用法用量：每次 8 片（每片重 0.25 克），每日 2～3 次，经前 4～5 日服用。

注意事项：孕妇忌服。

（4）调经止痛片

药物组成：当归、党参、川芎、香附、益母草、泽兰叶、大红袍。

功能主治：补气活血，调经止痛。主治月经不调，经期腹痛，产后瘀血不尽等。

用法用量：每次 6 片（每片重 0.35 克），每日 3 次，温开水送服。

注意事项：孕妇忌服。

（5）妇科白凤片

药物组成：乌鸡、艾叶、牛膝、柴胡、干姜、白芍、牡丹皮、香附、延胡索、知母、茯苓、黄连、秦艽、当归、黄芪、青蒿、生地黄、熟地黄、川贝母、地骨皮。

功能主治：补气养血。主治妇女体弱血虚，月经不调，经期腹痛。

用法用量：每次 5 片（每片重 0.35 克），每日 3 次，温开水送服。

注意事项：忌食生冷油腻之食物。

（6）调经活血片

药物组成：木香、川芎、延胡索、当归、熟地黄、赤芍、红花、乌药、白术、丹参、香附、吴茱萸、泽兰、鸡血藤、菟丝子。

功能主治：调经活血，行气止痛。主治月经不调，经行腹痛。

用法用量：每次 5 片（每片重 0.35 克），每日 3 次，温开水送服。

注意事项:孕妇忌服。

(7)调经补血片

药物组成:当归、白术、香附、熟地黄、益母草、木香、续断、丹参、鸡血藤膏。

功能主治:理气,养血,通经。主治血虚气滞,月经不调,腰酸腹痛。

用法用量:每次 3～5 片(每片重 0.35 克),每日 3 次,温开水送服。

注意事项:孕妇忌服。

(8)调经益灵片

药物组成:当归、香附、地骨皮、人参、白芍、艾叶炭、牡丹皮、鳖甲、白术、川芎、茯苓、黄芪、青蒿。

功能主治:养血调经,舒气开郁。主治妇女血虚气滞,腰酸腹痛,月经不调,赤白带下等。

用法用量:每晚睡前 8 片,温开水送服;或每次 4 片,每日 2 次,分早晚温开水送服。

注意事项:忌食生冷油腻之食物。

(9)妇科调经片

药物组成:当归、川芎、香附、白术、白芍、赤芍、延胡索、熟地黄、大枣、甘草。

功能主治:养血,调经,止痛。主治月经不调,经期腹痛。

用法用量:每次 4 片(每片重 0.3 克),每日 4 次,温开水送服。

注意事项:忌食生冷油腻之食物。

(10)调经益母片

药物组成:益母草、冰糖草、丹参。

功能主治:调经活血,祛瘀生新。主治月经不调,经期腹痛,产后瘀血不尽,产后子宫复旧不良。

用法用量:每次 2～4 片(每片重 0.3 克),每日 2 次,温开水送服。

注意事项:孕妇忌服。

47. 治疗月经病常用的中成药丸剂有哪些

(1)固经丸

药物组成:黄柏、黄芩、椿根白皮、香附、白芍、龟甲。

功能主治:滋阴清热,固经止带。主治阴虚血热,月经先期、量多、色紫黑,赤白带下。

用法用量:每次 6 克,每日 2 次,温开水送服。

注意事项:虚寒证患者不宜用。

(2)定坤丹

药物组成:人参、鹿茸、西红花、鸡血藤膏、三七、白芍、熟地黄、当归、白术、枸杞子、黄芩、香附、茺蔚子、川芎、鹿角霜、阿胶、延胡索。

功能主治:滋补气血,调经舒郁。主治月经不调,经行腹痛,崩漏下血,赤白带血,贫血虚弱,血晕血脱,产后诸虚,骨蒸潮热。

用法用量:每次 0.5~1 丸(每丸重 10 克),每日 2 次,温开水送服。

注意事项:忌食生冷油腻及刺激性食物,伤风感冒时停服,孕妇及内热甚者慎服。

(3)妇宁丸

药物组成:益母草、党参、熟地黄、生地黄、陈皮、乌药、白芍、川芎、白术、香附、茯苓、木香、紫苏叶、阿胶、砂仁、黄芩、琥珀、甘草、沉香、牛膝。

功能主治:养血调经,顺气通郁。主治月经不调,腰腹疼痛,赤白带下,精神倦怠,饮食减少。

用法用量:每次 1 丸(每丸重 9 克),每日 2 次,温开水送服。

注意事项:忌生气恼怒及进食生冷油腻之食物。

(4)四制香附丸

药物组成:香附、熟地黄、当归、川芎、白芍、白术、泽兰、陈皮、黄柏、甘草。

功能主治：理气和血，补血调经。主治血虚气滞，月经不调，胸腹胀痛。

用法用量：每次 1 丸（每丸重 9 克），每日 2 次，温开水送服。

注意事项：孕妇忌服。

（5）八珍益母丸

药物组成：益母草、党参、白术、茯苓、甘草、当归、白芍、川芎、熟地黄。

功能主治：补气血，调月经。主治妇女气血两虚，体弱无力，月经不调。

用法用量：每次 1 丸（每丸重 9 克），每日 2 次，温开水送服。

注意事项：忌气恼劳累及进食生冷油腻之食物，实热证患者不宜用。

（6）调经化瘀丸

药物组成：香附、艾叶炭、当归、生地黄、川芎、赤芍、桃仁、红花、三棱、莪术、干漆。

功能主治：调经行血，理气化瘀。主治气滞血瘀引起的月经不调，行经腹痛，经闭不通。

用法用量：每次 10 粒（每 10 粒重 2 克），每日 2 次，温开水送服。

注意事项：孕妇及虚证痛经忌服。

（7）妇女养血丸

药物组成：当归、丹参、人参、川芎、茯苓、熟地黄、陈皮、肉桂、红花、柴胡、白芍、香附、甘草、厚朴、白术。

功能主治：补气，养血，调经。主治气虚血亏、受寒引起的经期不准，行经腹痛，身体虚弱，气短烦倦，午后身热。

用法用量：每次 1 丸（每丸重 9 克），每日 2 次，温开水送服。

注意事项：忌食生冷油腻之食物，孕妇忌服。

（8）养荣百草丸

药物组成：白芍、当归、桑寄生、熟地黄、杜仲炭、川芎、香附、麦冬、陈皮、茯苓、阿胶、甘草、黑豆。

功能主治:养血调经,滋肾止带。主治妇女血亏,阴虚日久,月经不调,过期不止,行经腹痛,白带时下。

用法用量:每次 6 克,每日 2 次,温开水送服。

注意事项:忌食生冷油腻之食物。

(9)内补养荣丸

药物组成:当归、川芎、黄芪、甘草、香附、熟地黄、阿胶、白术、砂仁、益母草、白芍、艾叶炭、茯苓、陈皮、杜仲炭。

功能主治:补气养血。主治气血不足引起的月经不调,经血量少,经期腹痛,腰酸腿软,面色无华。

用法用量:每次 2 丸(每丸重 6 克),每日 2 次,温开水送服。

注意事项:忌食生冷油腻之食物。

(10)艾附暖宫丸

药物组成:艾叶炭、香附、吴茱萸、肉桂、当归、川芎、白芍、生地黄、黄芪、续断。

功能主治:理气补血,暖宫调经。主治子宫虚寒,月经不调,经来腹痛,腰酸带下。

用法用量:每次 1 丸(每丸重 9 克),每日 2~3 次,温开水送服。

注意事项:忌食生冷油腻之食物。

(11)十珍香附丸

药物组成:香附、艾叶炭、党参、甘草、当归、川芎、白芍、熟地黄、黄芪、白术。

功能主治:补气养血,和营调经。主治血虚气滞,月经不调。

用法用量:每次 1~2 丸(每丸重 9 克),每日 1~2 次,温开水送服。

注意事项:忌气恼劳累及食生冷油腻之食物。

(12)参桂调经丸

药物组成:党参、牡丹皮、白芍、川芎、吴茱萸、当归、甘草、肉桂、半夏、麦冬、阿胶。

功能主治:温经活血。主治月经不调,经前后虚冷腹痛,月经过多。

用法用量:每次1丸(每丸重7.5克),每日2次,温开水送服。

注意事项:忌食生冷油腻之食物。

(13)调经养血丸

药物组成:当归、白芍、香附、陈皮、熟地黄、川芎、甘草、大枣、白术、续断、砂仁、黄芩。

功能主治:理气,补血,调经。主治血虚气滞,月经不调,腰酸腹胀,赤白带下。

用法用量:每次9克(每40丸重3克),每日2次,温开水送服。

注意事项:忌生气恼怒及食生冷油腻之食物。

(14)宁坤养血丸

药物组成:人参、茯苓、白术、甘草、当归、白芍、熟地黄、川芎、丹参、红花、柴胡、香附、厚朴、陈皮、肉桂。

功能主治:补气和营,养血调经。主治气虚血少,月经不调,经期后延,行经小腹冷痛和经后小腹空痛。

用法用量:每次1丸(每丸重9克),每日2次,温黄酒或温开水送服。

注意事项:孕妇忌服。

(15)十二温经丸

药物组成:吴茱萸、当归、川芎、白芍、阿胶珠、肉桂、牡丹皮、生姜、党参、半夏、麦冬、甘草。

功能主治:温经散寒,养血祛瘀。主治冲任虚寒,瘀血阻滞,月经不调,或先或后,或多或少,小腹冷痛,以及宫寒不孕。

用法用量:每次6～9克,每日2次,温开水送服。

注意事项:忌生气恼怒及食生冷油腻之食物,实热证患者不宜用。

(16)乌鸡白凤丸

药物组成:乌鸡、鹿角胶、鳖甲、牡蛎、桑螵蛸、人参、黄芪、当归、白芍、香附、天冬、甘草、熟地黄、生地黄、川芎、银柴胡、丹参、山药、芡实、鹿角霜。

功能主治:补气养血,调经止带。主治气血两虚,身体虚弱,腰膝酸软,月经不调,崩漏带下。

用法用量:每次1丸(每丸重9克),每日2次,温开水送服。

注意事项:忌生气恼怒及食生冷油腻之食物。

(17)八宝坤顺丸

药物组成:熟地黄、生地黄、当归、白芍、川芎、人参、白术、茯苓、甘草、益母草、黄芩、牛膝、橘红、沉香、木香、砂仁、琥珀。

功能主治:养血调经。主治气血两虚,月经不调,经期腹痛,腰腿酸痛,足跗水肿。

用法用量:每次1丸(每丸重9克),每日2～3次,温开水送服。

注意事项:忌生气恼怒及食生冷油腻之食物。

(18)种子三达丸

药物组成:益母草、丹参、白芍、茯苓、甘草、熟地黄、山药、肉桂、香附、黄芪、延胡索、砂仁、川芎、阿胶、续断、黄芩、白术、木香、党参、鹿角霜。

功能主治:调经止痛。主治月经不调,行经腹痛,头晕目眩,赤白带下,下肢水肿。

用法用量:每次1丸(每丸重4.5克),每日2次,温开水送服。

注意事项:忌食生冷油腻之食物。

(19)醋制香附丸

药物组成:醋制香附、益母草、当归、熟地黄、白芍、柴胡、川芎、延胡索、乌药、红花、干漆、三棱、莪术、艾叶炭、牡丹皮、丹参、乌梅。

功能主治:活血调经,逐瘀生新。主治气滞血瘀,癥瘕积聚,行经腹痛,月经不调。

用法用量:每次1丸(每丸重9克),每日2次,温开水送服。

注意事项:孕妇忌服,体虚者慎用。

(20)妇科宁坤丸

药物组成:益母草、黄芩、生地黄、木香、香附、党参、川芎、砂仁、阿胶、熟地黄、紫苏叶、白术、甘草、茯苓、柏子仁、陈皮、当归、琥珀、白芍、牛膝、乌药、沉香。

功能主治:养血调经,理气止痛。主治月经不调,崩漏带下,胸脘胀满,腰腹疼痛。

用法用量:每次1丸(每丸重4.5克),每日2次,温开水送服。

注意事项:忌食生冷油腻之食物。

48. 治疗月经病常用的中成药膏剂有哪些

(1)乳鹿膏

药物组成:乳鹿、紫河车、黄芪、桂圆肉、生地黄、升麻、干鹿肉、鹿角胶、党参、熟地黄、当归。

功能主治:补气养血,益肾填精。主治体弱面黄,腰腹冷痛,月经不调。

用法用量:每次10~20克,每日2次,口服。

注意事项:感冒期间应停服,阴虚有热者禁服。

(2)甘露膏

药物组成:当归、益母草、川芎、丹参、白芍、香附、泽兰、附子、小茴香、红花、吴茱萸、延胡索、艾叶、乌药、莪术、三棱、牛膝、木香、胡椒、肉桂、没药、甘草。

功能主治:温经止带,暖子宫,调经血。主治妇女经期不准,行经腹痛,血寒白带,产后经血诸病。

用法用量:每张净重20克,取膏药加温软化,外贴于腹部或脐上。

注意事项:孕妇忌用,有出血倾向或出血性疾病者慎用。

(3)鸡血藤膏

药物组成:滇鸡血藤膏粉、川牛膝、续断、红花、黑豆、熟糯米粉、饴糖。

功能主治:补血,活血,调经。主治血虚,手足麻木,关节酸痛,月经不调。

用法用量:每次 6～10 克,每日 2 次,用水、酒各半炖化服。

注意事项:孕妇慎用。

(4)八珍鹿胎膏

药物组成:鹿胎、鹿角胶、熟地黄、人参、当归、川芎、白芍、白术、茯苓、甘草。

功能主治:养血益气,调经温寒。主治肾虚,气血两亏,经血不调,经期腹痛。

用法用量:每次 10 克,每日 2 次,炖化,黄酒或温开水送服。

注意事项:忌食生冷油腻之食物。

(5)养血调经膏

药物组成:当归、白芍、川芎、丹参、益母草、泽兰、牛膝、续断、艾叶、生姜、大腹皮、香附、木香、陈皮、白术、茯苓、柴胡、鹿茸粉、人参粉。

功能主治:养血调经,暖宫止痛。主治精血不足,子宫虚寒引起的经期不准,行经腹痛,宫寒带下,腰酸腿软。

用法用量:每张净重 15 克,取膏药加温软化,外贴于脐腹和腰部。

注意事项:孕妇忌用。

(6)阿胶三宝膏

药物组成:阿胶、大枣、黄芪。

功能主治:补气血,健脾胃。主治气短心悸,崩漏下血,脾虚食少,体虚水肿。

用法用量:每次 10 克,每日 2 次,开水冲服。

注意事项:忌食生冷油腻之食物。

(7)肝郁调经膏

药物组成:白芍、佛手、郁金、玫瑰花、牡丹皮、川楝子、香附、当归、丹参、葛根、泽泻。

功能主治:疏肝解郁,清肝泻火,养血调经。主治肝郁所致的月经不调,痛经,乳房胀痛,不孕等。

用法用量:每次20~40克,每日2次,口服。

注意事项:保持心情舒畅,忌食生冷油腻之食物。

(8)当归益血膏

药物组成:当归、熟地黄、白芍、川芎、党参、黄芪、阿胶、茯苓、甘草。

功能主治:滋补气血。主治贫血,头晕,心悸健忘,妇女月经不调,产后血虚、体弱。

用法用量:每次9克,每日3次,开水冲服。

注意事项:忌食辛辣油腻之食物。

(9)附桂紫金膏

药物组成:附子、防风、杜仲、白芷、五灵脂、独活、当归、川芎、木瓜、羌活、乳香、没药、木香、肉桂。

功能主治:温经散寒,补气养血。主治月经不调,血海虚寒,行经腹痛,经色紫黑,肚腹胀痛,以及体亏气弱,腰腿无力,周身酸痛。

用法用量:每张净重20克,取膏药加温软化,外贴于腹部。

注意事项:孕妇忌用。

(10)加味益母草膏

药物组成:益母草清膏、当归、熟地黄、白芍、川芎。

功能主治:养血调经。主治月经不调,血色不正,经量短少及产后瘀血腹痛。

用法用量:每次15克,每日2次,口服。

注意事项:孕妇忌服。

49. 治疗月经病常用的中成药胶囊剂有哪些

(1)潮安胶囊

药物组成:龙芽木。

功能主治:活血化瘀,消炎止痛。主治月经不调,痛经,盆腔炎等。

用法用量:每次 3～5 粒(每粒重 0.25 克),每日 3 次,口服。

注意事项:孕妇忌服。

(2)鹿胎胶囊

药物组成:红参、当归、益母草、熟地黄、香附、龟甲、地骨皮、延胡索、莱菔子、白术、阿胶、肉桂、木香、丹参、赤芍、甘草、小茴香、续断、蒲黄、川芎、牛膝、鹿茸、茯苓、鹿胎。

功能主治:补气养血,通经散寒。主治气血不足,虚弱羸瘦,月经不调,行经腹痛,寒湿带下。

用法用量:每次 3 粒(每粒重 0.3 克),每日 3 次,口服。

注意事项:忌食生冷油腻、辛辣之食物。

(3)血安胶囊

药物组成:棕榈的干燥成熟果实提取物。

功能主治:收敛止血,调经。主治冲任不固,症见经行先期,经血过多,崩漏,淋漓不止,以及产后恶露不尽等。

用法用量:每次 4 粒(每粒重 0.5 克),每日 3 次,口服。

注意事项:忌食生冷油腻、辛辣之食物。

(4)春血安胶囊

药物组成:熟地黄、车前子、茯苓、柴胡、牛膝、五味子、肉桂、泽泻、三七、附子、山药、黄连、牡丹皮。

功能主治:益肾固冲,调经止血。主治肝肾不足,冲任失调所致的月经过多,经期腹痛,青春期功能失调性子宫出血,放节育环出血。

用法用量:每次 4 粒(每粒重 0.5 克),每日 3 次,口服。

注意事项:孕妇慎用。

(5)宫血宁胶囊

药物组成:七叶一枝花提取物。

功能主治:凉血,收涩止血。主治崩漏下血,月经过多,产后或流产后宫缩不良出血及功能失调性子宫出血属血热妄行证者。

用法用量:每次 1~2 粒(每粒重 0.13 克),每日 3 次,在月经期或子宫出血期服用。

注意事项:孕妇忌服,胃肠道疾病及脾胃虚寒者慎用。

(6)桂枝茯苓胶囊

药物组成:桂枝、茯苓、赤芍、牡丹皮、桃仁。

功能主治:活血,化瘀,消癥。主治妇女宿有癥块,血瘀经闭,行经腹痛,产后恶露不尽。

用法用量:每次 3 粒(每粒重 0.3 克),每日 3 次,饭后口服。

注意事项:孕妇忌服,忌食生冷油腻、辛辣之食物。

(7)田七痛经胶囊

药物组成:三七、五灵脂、蒲黄、延胡索、川芎、木香、小茴香、冰片。

功能主治:通调气血,止痛调经。主治经期腹痛及因气滞血瘀引起的月经不调。

用法用量:每次 3~5 粒(每粒重 0.4 克),每日 3 次,于经期或经前 5 日服用。

注意事项:孕妇忌服,虚证痛经忌服。

(8)天紫红女胶囊

药物组成:黄芪、党参、山药、甘草、熟地黄、当归、阿胶、白术、茯苓、杜仲、川芎、陈皮、香附、肉桂、三七、砂仁。

功能主治:补气养血,调经安胎。主治气血两亏,肾虚宫冷,月经不调,崩漏带下,腰膝冷痛,宫冷不孕。

用法用量:每次 3 粒(每粒重 0.5 克),每日 2~3 次,口服。

注意事项:忌食生冷油腻、辛辣之食物。

50. 治疗月经病常用的中成药颗粒剂有哪些

(1)安坤颗粒

药物组成:牡丹皮、栀子、当归、白术、白芍、茯苓、女贞子、墨旱莲、益母草。

功能主治:滋阴清热,健脾养血。主治放节育环后引起的出血,月经提前、量多,或月经紊乱,腰骶酸痛,下腹坠痛,心烦易怒,手足心热。

用法用量:每次1袋(每袋重10克),每日2次,开水冲服。

注意事项:阳虚、气虚、瘀血等证型的崩漏不宜使用本品。

(2)益母冲剂

药物组成:益母草、当归、川芎、木香。

功能主治:调经养血,化瘀生新。主治气逆血滞,血亏血寒引起的经期不准,腹痛白带,腰酸倦怠,血虚头晕,耳鸣,产后恶露不净。

用法用量:每次1袋(每袋重14克),每日2次,开水冲服。

注意事项:孕妇及月经过多者忌服。

(3)宫血停颗粒

药物组成:黄芪、升麻、党参、益母草、蒲黄、枳壳、龙骨、牡蛎、当归、女贞子、墨旱莲。

功能主治:补益脾肾,活瘀止血。主治脾肾两虚,气虚血瘀所致的月经过多及崩漏。

用法用量:每次1袋(每袋重20克),每日3次,开水冲服。

注意事项:恶性肿瘤出血者忌服。

(4)痛经宝颗粒

药物组成:红花、当归、肉桂、三棱、莪术、丹参、五灵脂、木香、延胡索。

功能主治:温经化瘀,理气止痛。主治痛经。

用法用量:每次1袋(每袋重10克),每日2次,于月经前1周开始,用开水冲服,持续月经来潮3日后停服,连续服用3个月经周期。

注意事项:忌食生冷油腻、辛辣之食物。

(5)断血流颗粒

药物组成:断血流。

功能主治:凉血止血。主治功能失调性子宫出血,月经过多,产后出血,子宫肌瘤出血,尿血,便血,呕血,咯血,原发性血小板减少性紫癜等。

用法用量:每次 1 袋(每袋重 6.5 克),每日 3 次,开水冲服。

注意事项:忌食辛辣刺激性食物。

(6)痛经灵颗粒

药物组成:丹参、赤芍、香附、玫瑰花、蒲黄、延胡索、五灵脂、桂枝、红花、乌药。

功能主治:活血化瘀,理气止痛。主治气滞血瘀所致之痛经。

用法用量:每次 1～2 袋(每袋重 10 克),每日 2 次,于月经来潮前 5 日开始,隔日用开水冲服,月经来潮后连服 2 日或遵医嘱,连续服用 2～3 个月经周期。

注意事项:忌食生冷油腻、辛辣之食物。

(7)当归调经冲剂

药物组成:当归、熟地黄、川芎、党参、白芍、黄芪、甘草。

功能主治:补血助气,调经。主治贫血虚弱,病后、产后血虚,以及月经不调,痛经。

用法用量:每次 1 袋(每袋重 10 克),每日 2～3 次,开水冲服。

注意事项:忌食生冷油腻、辛辣之食物。

(8)驴胶补血颗粒

药物组成:阿胶、黄芪、党参、熟地黄、白术、当归。

功能主治:滋阴补血,健脾益气,调经养血。主治久病体虚,血亏气虚,妇女血虚,经闭,经少等。

用法用量:每次 1 袋(每袋重 20 克),每日 4 次,开水冲服。

注意事项:忌食生冷油腻、辛辣之食物。

51. 治疗月经病常用的中成药口服液有哪些

(1)益坤宁酊

药物组成:当归、香附、桂皮、熟地黄、白芍、川芎、益母草、延胡索、三棱、橙皮。

功能主治:补气养血,调经止痛。主治妇女血虚气滞,月经不调,经前、经后腹痛腰痛,妇女更年期综合征等。

用法用量:每次 5 毫升,每日 3 次,口服。

注意事项:对酒精过敏者忌用,痛经者可于经前预先服用。

(2)四物合剂

药物组成:当归、川芎、白芍、熟地黄。

功能主治:养血调经。主治营血虚弱,月经不调。

用法用量:每次 10~15 毫升,每日 3 次,口服。

注意事项:忌食生冷油腻、辛辣之食物。

(3)痛经口服液

药物组成:当归、川芎、白芍、香附、乌药。

功能主治:行气活血,调经止痛。主治气滞血瘀引起痛经症的经前、经期腹部胀痛或痉挛性疼痛,以及经期头痛。

用法用量:每次 10~20 毫升,每日 2~3 次,口服。

注意事项:忌食生冷油腻、辛辣之食物。

(4)痛经宁糖浆

药物组成:当归、香附、白芍、延胡索、川芎、甘草、丹参、川楝子,红花。

功能主治:调经止痛。主治月经不调,经前、行经期腹痛。

用法用量:每次 25 毫升,每日 2 次,空腹时温服。于经前 7 日开始服用,连服 10 日。

注意事项:忌食生冷、辛酸之食物。

(5)养血当归糖浆

药物组成:当归、白芍、熟地黄、茯苓、甘草、党参、黄芪、川芎。

功能主治:补气血,调月经。主治贫血虚弱,产后体虚,萎黄肌瘦,月经不调,行经腹痛,产后血虚。

用法用量:每次 10 毫升,每日 3 次,口服。

注意事项:忌食生冷油腻、辛辣之食物。

（6）阿胶当归合剂

药物组成：当归、阿胶、党参、茯苓、黄芪、白芍、熟地黄、川芎、甘草。

功能主治：补气养血。主治气血亏虚所致的贫血，产后血虚、体弱，月经不调，闭经等。

用法用量：每次 15 毫升，每日 3 次，口服，病情较重者可加倍服用。

注意事项：对本品过敏者忌用，血瘀经闭或量少者不宜使用本品。

（7）益母草口服液

药物组成：益母草。

功能主治：活血调经。主治月经不调，痛经，产后恶露不绝，产后腹痛等。

用法用量：每次 10～20 毫升，每日 3 次，口服。

注意事项：孕妇忌用。

（8）复方乌鸡口服液

药物组成：乌鸡、黄芪、山药、党参、白术、川芎、茯苓、当归、熟地黄、白芍、五味子、苯甲酸钠、蜂蜜。

功能主治：补气血，益肝肾。主治气血两虚或肝肾两虚所致的月经不调，脾肾亏虚之带下，症见面色苍白，五心烦热，腰酸膝软，舌质淡红，边有齿痕，苔薄白，脉细缓或数。

用法用量：每次 10 毫升，每日 2 次，口服。月经不调者，于月经干净后服用，12 日为 1 个疗程，可连用 3 个疗程；带下病者，10日为 1 个疗程，可连用 1 个月。

注意事项：忌食生冷油腻、辛辣之食物。

52. 怎样根据辨证分型选用治疗月经先期的中成药

采用中成药治疗月经不调之月经先期，也应和应用中药汤剂一样进行辨证论治,方能取得好的临床疗效。根据辨证分型选用治疗月经先期的中成药,宜依月经先期患者发病机制和临床表现的不同,通过辨证分型,确立相应的治则,之后根据治则选取中成药。

(1)实热:主要表现为月经提前,量多色深红或紫红,质黏而稠,心胸烦闷,面红口干,尿黄便结,舌质红,苔黄,脉滑数或洪数。治宜清热凉血。可选用中成药龙胆泻肝丸每次 1～2 丸,每日 2 次,温开水送服;四红丸每次 1 丸,每日 2 次,温开水送服;固经丸每次 9 克,每日 2 次,温开水送服。

(2)虚热:主要表现为经行提前,量少色红,质黏稠,两颧潮红,手足心热,舌质红,苔薄少,脉细数。治宜养阴清热。可选用中成药知柏地黄丸每次 8 丸,每日 3 次,淡盐汤或温开水送服;安坤颗粒每次 1 袋,每日 2 次,开水冲服;二至丸每次 9 克,每日 3 次,温开水送服。

(3)肝郁化热:主要表现为经行先期,量或多或少,色红或紫,或夹有瘀块,经行不畅,乳房、胸胁、小腹胀痛,心烦易怒,口苦咽干,舌质红,苔薄黄,脉弦数。治宜疏肝清热。可选用中成药丹栀逍遥丸,每次 1 袋,每日 2 次,温开水送服;加味逍遥口服液每次 10 毫升,每日 2 次,口服;越鞠片每次 5～6 片,每日 2 次,温开水送服。

(4)气虚:主要表现为经行先期,量多色淡,质清稀,神疲肢软,心悸气短,或纳少便溏,或小腹空坠,舌质淡,苔薄少,脉弱无力。治宜补气摄血。可选用中成药归脾丸每次 8 丸,每日 3 次,温开水送服;当归调经冲剂每次 1 袋,每日 2～3 次,开水冲服;人参养荣丸每次 1 丸,每日 3 次,温开水送服。

53. 怎样根据辨证分型选用治疗经期延长的中成药

(1)气虚:主要表现为月经淋漓不净,色淡质清,神倦乏力,心悸少寐,纳少便溏,舌质淡,苔薄少,脉缓弱。治宜益气健脾,温经止血。可选用中成药八珍益母丸每次 1 丸,每日 2 次,温开水送服;归脾丸每次 8 丸,每日 3 次,温开水送服;补中益气丸每次 8 丸,每日 3 次,温开水送服;人参健脾丸每次 1 丸,每日 2 次,温开水送服;内补养荣丸每次 2 丸,每日 2 次,温开水送服。

(2)血热:主要表现为经行持续不净,量少色红,两颧潮红,手足心热,咽干口燥,舌质红,苔薄少,脉细数。治宜养阴清热,固经止血。可选用中成药知柏地黄丸每次 8 丸,每日 3 次,淡盐汤或温开水送服;固经丸每次 9 克,每日 2 次,温开水送服;止血片每次 4 片,每日 3 次,温开水送服;安坤颗粒每次 1 袋,每日 2 次,开水冲服;四红丸每次 1 丸,每日 2 次,温开水送服。

54. 怎样根据辨证分型选用治疗月经先后无定期的中成药

(1)肝郁:主要表现为经期或前或后,经量或多或少,经行不畅,胸胁、乳房、少腹胀痛,胸闷不舒,时欲叹息,郁郁不乐,舌质淡,苔薄白,脉弦。治宜舒肝健脾,养血调经。可选用中成药逍遥丸每次 8 丸,每日 3 次,温开水送服;越鞠片每次 5~6 片,每日 2 次,温开水送服;开郁顺气丸每次 1 丸,每日 2 次,温开水送服;调经冲剂每次 1 袋,每日 2 次,开水冲服。

(2)肾虚:主要表现为经来或先或后,量少色淡,头晕耳鸣,腰酸如折,或小腹空坠,入夜尿多,大便不实,舌质淡,苔薄少,脉沉弱。治宜补肾气,调冲任。可选用中成药六味地黄丸每次 8 丸,每日 3 次,温开水送服;安坤赞育丸每次 1 丸,每日 2 次,温开水送服;复方乌鸡口服液:每次 10 毫升,每日 2 次,口服;乳鹿膏每次 10~20 克,每日 2 次,口服。

55. 怎样根据辨证分型选用治疗月经后期的中成药

(1)实寒:主要表现为经期延后,色暗量少,小腹冷痛,得热则减,或畏寒肢冷,面色苍白,舌质淡,苔薄白,脉沉紧。治宜温经行滞。可选用中成药复方归芍颗粒每次 2 袋,每日 2 次,开水冲服;少腹逐瘀胶囊每次 4 粒,每日 2 次,口服;女金丹每次 1 丸,每日 2 次,生姜汤或温开水送服。

(2)虚寒:主要表现为经行延后,色淡量少,质清稀,小腹绵绵作痛,喜热熨,按之痛减,腰酸无力,小便清长,大便溏稀,舌质淡,苔薄白,脉沉迟无力。治宜养血温经,扶阳散寒。可选用中成药艾附暖宫丸每次 1 丸,每日 2～3 次,温开水送服;温经丸每次 1 丸,每日 2 次,温开水送服;八珍鹿胎膏每次 10 克,每日 2 次,炖化,黄酒或温开水送服。

(3)血虚:主要表现为经期延后,量少色淡,质清稀,头晕眼花或心悸少寐,面色苍白或萎黄,舌质淡,苔薄少,脉虚细。治宜补血益气。可选用中成药八珍益母丸每次 1 丸,每日 2 次,温开水送服;阿胶补血膏每次 15～30 克,每日 2 次,开水化服;养血当归糖浆每次 10 毫升,每日 3 次,口服。

(4)气滞:主要表现为月经延后,量少色暗有块,小腹胀甚而痛,胸胁乳房作胀,舌质淡红,苔薄少,脉弦或涩。治宜开郁行气,活血调经。可选用中成药七制香附丸每次 6 克,每日 2 次,温开水送服;四制香附丸每次 1 丸,每日 2 次,温开水送服;调经活血片每次 5 片,每日 3 次,温开水送服。

56. 怎样根据辨证分型选用治疗月经过少的中成药

(1)血虚:主要表现为经来量少色淡,或点滴即净,小腹空痛,头晕眼花,心悸怔忡,面色萎黄,舌质淡,苔薄少,脉细弱。治宜益气养血,兼补化源。可选用中成药天紫红女胶囊每次 3 粒,每日 2～3 次,口服;当归调经冲剂每次 1 袋,每日 2～3 次,开水冲服;养血当归糖浆每次 10 毫升,每日 3 次,口服;内补养荣丸每次 2 丸,每日 2 次,温开水送服。

(2)肾虚：主要表现为月经量少，色鲜红或淡红，腰膝酸软，足跟痛，或头晕耳鸣，舌质淡少津，脉沉细。治宜滋补肝肾，养血调经。可选用中成药安坤赞育丸每次1丸，每日2次，温开水送服；乳鹿膏每次10～20克，每日2次，口服；复方乌鸡口服液每次10毫升，每日2次，口服；鹿胎胶囊每次3粒，每日3次，口服。

(3)血瘀：主要表现为经来量少，色紫黑有块，小腹胀痛拒按，血块排出后其痛减轻，舌质紫暗或有瘀点，脉弦或涩。治宜活血行瘀，调经。可选用中成药醋制香附丸每次1丸，每日2次，温开水送服；调经止痛片每次6片，每日3次，温开水送服；益母冲剂每次1袋，每日2次，开水冲服；调经化瘀丸每次10粒，每日2次，温开水送服。

57. 怎样根据辨证分型选用治疗月经过多的中成药

(1)气虚：主要表现为月经量多，色淡质稀，清稀如水，面色㿠白，心悸怔忡，气短懒言，小腹空坠，肢软无力，舌质淡，苔薄润，脉虚弱无力。治宜补气摄血，升阳举陷。可选用中成药归脾丸每次8丸，每日3次，温开水送服；妇科白凤片每次5片，每日3次，温开水送服；八珍益母丸每次1丸，每日2次，温开水送服；阿胶三宝膏每次10克，每日2次，开水冲服；定坤丹每次1丸，每日2次，温开水送服。

(2)血热：主要表现为经来量多，色深红或紫红，质稠有小血块，腰腹胀痛，心烦口渴，尿黄便结，舌质淡，苔黄，脉滑数。治宜清热凉血。可选用中成药固经丸每次9克，每日2次，温开水送服；断血流颗粒每次1袋，每日3次，温开水冲服；止血片每次4片，每日3次，温开水送服；宫血宁胶囊每次1～2粒，每日3次，口服；安坤颗粒每次1袋，每日2次，温开水冲服。

58. 怎样根据辨证分型选用治疗崩漏的中成药

（1）血热：主要表现为阴道突然大量下血，或淋漓日久，血色深红，口干喜饮，头晕面赤，烦躁不寐，舌质红，苔黄，脉滑数。治宜清热凉血，固经涩血。可选用中成药止血片每次 4 片，每日 3 次，温开水送服；宫血宁胶囊每次 1～2 粒，每日 3 次，口服；安坤颗粒每次 1 袋，每日 2 次，温开水冲服；断血流颗粒每次 1 袋，每日 3 次，温开水冲服。

（2）血瘀：主要表现为出血淋漓不断，或突然下血量多，夹有瘀块，小腹疼痛，拒按，瘀块排出后则疼痛减轻，舌质暗红或舌尖边有瘀点，脉沉涩或弦紧。治宜活血行瘀，调经止血。可选用中成药云南白药胶囊每次 2 粒，每日 3 次，口服；益母草颗粒每次 1～2 袋，每日 2 次，温开水冲服；震灵丸每次 9 克，每日 2～3 次，空腹温开水送服；四物益母丸每次 1 丸，每日 2 次，温开水送服。

（3）脾虚：主要表现为暴崩下血，或淋漓不净，色淡质薄，面色㿠白或虚浮，身体倦怠，四肢不温，气短懒言，胸闷纳呆，大便溏薄，舌体胖嫩或边有齿印，苔薄润或腻，脉细弱或芤。治宜益气固本，养血止血。可选用中成药定坤丹每次 1 丸，每日 2 次，温开水送服；妇良丸每次 3～5 片，每日 3 次，温开水送服；归脾丸每次 8 丸，每日 3 次，温开水送服；阿胶三宝膏每次 10 克，每日 2 次，开水冲服。

（4）肾阴虚：主要表现为出血量少或淋漓不断，色鲜红，头晕耳鸣，五心烦热，失眠盗汗，腰膝酸软，舌质红，苔薄少或无苔，脉细数无力。治宜滋肾固阴，固崩止血。可选用中成药妇科止血灵每次 5 片，每日 3 次，温开水送服；春血安胶囊每次 4 粒，每日 3 次，口服；知柏地黄丸每次 8 粒，每日 3 次，温开水送服；二至丸每次 6～9 克，每日 2 次，温开水送服。

（5）肾阳虚：主要表现为出血量多或淋漓不断，色淡红，精神萎靡，头目虚眩，畏寒肢冷，面色晦暗，尿频而长，大便溏薄，舌质淡，苔薄白,脉沉细或微弱,尺脉尤甚。治宜温肾助阳,固崩止血。可选用中成药右归丸每次1丸,每日2次,温开水送服;金匮肾气丸每次8粒,每日3次,温开水送服;全鹿丸每次1丸,每日2次,温开水送服;苁蓉补肾丸每次6克,每日2次,温开水或淡盐汤送服。

59. 怎样根据辨证分型选用治疗痛经的中成药

(1)气滞血瘀:主要表现为经前或经期小腹胀痛,行经量少,淋漓不畅,血色紫暗有血块,或呈腐肉片样,块下则疼痛减轻,胸胁乳房作胀,舌质紫暗,舌边或有瘀点,脉沉弦。治宜理气活血,逐瘀止痛。可选用中成药痛经宝颗粒每次1袋,每日2次,于月经前1周开始,用温开水冲服,持续月经来潮3日后停服,连续服用3个月经周期;田七痛经胶囊每次3~5粒,每日3次,于经期或经前5日服用;调经化瘀丸每次10粒,每日2次,温开水送服;痛经宁糖浆每次25毫升,每日2次,空腹时温服,于经前7日开始服用,连服10日。

(2)寒湿凝滞:主要表现为经前或经行小腹冷痛,甚则牵连腰脊疼痛,得热则舒,经行量少,色暗有血块,畏寒便溏,舌质淡,苔白腻,脉沉紧。治宜温经化瘀,散寒利湿。可选用中成药痛经丸每次6~9克,每日1~2次,临经时服用;艾附暖宫丸每次1丸,每日2~3次,温开水送服;温经丸每次1丸,每日2次,温开水送服;附桂紫金膏1张,加温软化,外贴于腹部。

(3)气血虚弱:主要表现为经期或经净后,小腹绵绵作痛,按之痛减,经色淡,质清稀,面色苍白,精神倦怠,舌质淡,苔薄少,脉虚细。治宜益气活血,调经止痛。可选用中成药八宝坤顺丸每次1丸,每日2~3次,温开水送服;鹿胎膏每次10克,每日2次,温黄酒或温开水送服;妇康宁片每次8片,每日2~3次,经前4~5日服用;调经益灵片每晚睡前8片,温开水送服;调经益灵片每次4片,每日2次,温开水送服。

(4)肝肾亏损:主要表现为经后小腹隐痛,经来色淡量少,腰脊酸楚,头晕耳鸣,舌质淡红,苔薄少,脉沉细。治宜滋补肝肾,调经止痛。可选用中成药八珍鹿胎膏每次 10 克,每日 2 次,炖化,黄酒或温开水送服;益坤丸每次 1 丸,每日 2 次,温开水送服;玉液金片每次 6 片,每日 2 次,温开水送服;坤宝丸每次 1 丸,每日 2 次,温开水送服。

60. 怎样根据辨证分型选用治疗闭经的中成药

(1)肝肾不足:主要表现为月经超龄未至,或初潮较迟,量少色红或淡,渐至闭经,头晕耳鸣,腰膝酸软,口干咽燥,五心烦热,潮热汗出,面色暗淡或两颧潮红,舌质红或淡,苔少,脉细弦或细涩。治宜滋补肝肾,养血调经。可选用中成药复方乌鸡口服液每次 10 毫升,每日 2 次,口服;安坤赞育丸每次 1 丸,每日 2 次,温开水送服;鹿胎胶囊每次 3 粒,每日 3 次,口服;乳鹿膏每次 10～20 克,每日 2 次,口服。

(2)气血虚弱:主要表现为月经由后期量少而渐至停闭,面色苍白或萎黄,头晕目眩,心悸怔忡,气短懒言,神倦肢软,或纳少便溏,唇舌色淡,脉细弱或细缓无力。治宜益气扶脾,养血调经。可选用中成药驴胶补血颗粒每次 1 袋,每日 4 次,温开水冲服;七制香附丸每次 6 克,每日 2 次,温开水送服;八珍益母丸每次 1 丸,每日 2 次,温开水送服;当归调经冲剂每次 1 袋,每日 2～3 次,温开水冲服。

(3)气滞血瘀:主要表现为月经数月不行,精神抑郁,烦躁易怒,胸胁胀满,少腹胀痛或拒按,舌质紫暗或边有瘀点,脉沉弦或沉涩。治宜活血祛瘀,理气行滞。可选用中成药妇科通经丸每次 30 丸,每日 1 次,早晨空腹小米汤或黄酒送服;妇科乌金丸每次 1 丸,每日 2 次,黄酒或温开水送服;活血丸每次 3 克,每日 1 次,早晨空腹黄酒或温开水送服;通经甘露丸每次 6 克,每日 2 次,温黄酒或温开水送服。

（4）痰湿阻滞：主要表现为月经停闭，形体肥胖，胸胁满闷，呕恶痰多，神疲倦怠，带多色白，舌质淡。苔白腻，脉滑。治宜燥湿祛痰，活血通经。可选用中成药少腹逐瘀胶囊每次 4 粒，每日 2 次，口服；艾附暖宫丸每次 1 丸，每日 2～3 次，温开水送服；十二温经丸每次 6～9 克，每日 2 次，温开水送服；金匮温经丸每次 6～9 克，每日 2 次，温黄酒或温开水送服。

61. 怎样根据辨证分型选用治疗经行水肿的中成药

（1）脾肾阳虚：主要表现为经行面浮肢肿，月经错后，量少色淡，腰膝酸软，腹胀便溏，脘痞纳呆，神疲肢冷，小便短少，舌质淡胖，苔薄白或白腻，脉沉缓或沉。治宜健脾温肾，利水。可选用中成药金匮肾气丸每次 8 丸，每日 3 次，温开水送服；济生肾气丸每次 8 丸，每日 3 次，温开水送服；参苓白术散每次 6 克，每日 3 次，温开水送服；右归丸每次 1 丸，每日 2 次，温开水送服；乳鹿膏每次 10～20 克，每日 2 次，口服。

（2）气滞血瘀：主要表现为经前或经期肢体肿胀不适，按之随手而起，神疲乏力，月经推迟，色暗有血块，伴经行腹痛，胸脘胁肋胀闷，善太息，舌质紫暗有瘀点瘀斑，苔薄少，脉弦涩。治宜理气活血调经，佐以消肿。可选用中成药血府逐瘀胶囊每次 4 粒，每日 2 次，温开水送服；调经化瘀丸每次 10 粒，每日 2 次，温开水送服；醋制香附丸每次 1 丸，每日 2 次，温开水送服；调经活血片每次 5 片，每日 3 次，温开水送服；益母冲剂每次 1 袋，每日 2 次，温开水冲服。

62. 怎样根据辨证分型选用治疗经行发热的中成药

（1）肝肾阴虚：主要表现为行经前后或期间，出现午后潮热，经血量少、色红,五心烦热,腰膝酸软,舌质红,苔薄少,脉细数。治宜滋补肝肾,养阴清热。可选用中成药知柏地黄丸每次8粒,每日3次,温开水送服;六味地黄丸每次8丸,每日3次,温开水送服;大补阴丸每次6~9克,每日2次,温开水送服;杞菊地黄丸每次8粒,每日3次,温开水送服。

(2)血热内盛:主要表现为经前或经期出现身热,面赤,月经周期提前,伴有经血量多、色红,心烦易怒,口干喜冷饮,舌质红,苔黄,脉数。治宜清热凉血,调经。可选用中成药丹栀逍遥丸每次1袋,每日2次,温开水送服;加味逍遥口服液每次10毫升,每日2次,口服;龙胆泻肝丸每次1~2丸,每日2次,温开水送服;固经丸每次9克,每日2次,温开水送服。

(3)气血虚弱:主要表现为经行或经后低热,热势不扬,动辄汗出,经血量多,色淡、质稀,神疲乏力,少气懒言,舌质淡,苔薄白,脉虚缓。治宜补益气血,调和营卫。可选用中成药八珍益母丸每次1丸,每日2次,温开水送服;补中益气丸每次8丸,每日3次,温开水送服;十全大补丸每次8~10丸,每日3次,温开水送服;归脾丸每次8丸,每日3次,温开水送服。

(4)瘀热内阻:主要表现为经前或经期发热,乍寒乍热,小腹疼痛拒按,经色紫暗夹有血块,胸闷烦躁,舌质紫暗有瘀点,脉沉弦数。治宜活血化瘀,清热调经。可选用中成药血府逐瘀胶囊每次4粒,每日2次,温开水送服;益母冲剂每次1袋,每日2次,温开水冲服;调经活血片每次5片,每日3次,温开水送服;调经化瘀丸每次10粒,每日2次,温开水送服。

63. 怎样根据辨证分型选用治疗经行吐衄的中成药

(1)肝经郁火:主要表现为经前或经期吐血、衄血,量较多、色红心烦易怒,或见两胁胀痛,口苦咽干,头晕耳鸣,尿黄便结,月经可见提前,量少或不行,舌质红,苔黄,脉多弦数。治宜疏肝清热,降逆止血。可选用中成药丹栀逍遥丸每次 1 袋,每日 2 次,温开水送服;加味逍遥口服液每次 10 毫升,每日 2 次,口服;龙胆泻肝丸每次 1～2 丸,每日 2 次,温开水送服;越鞠片每次 5～6 片,每日 2 次,温开水送服;调经冲剂每次 1 袋,每日 2 次,温开水冲服。

(2)肺肾阴虚:主要表现为经期或经后吐血、衄血,量少,色暗红,平素可见头晕耳鸣,手足心热,两颧潮红,潮热咳嗽,咽干口渴,月经多见先期、量少,舌质红或绛,苔花剥或无苔,脉多见细数。治宜滋阴润肺,清热凉血。可选用中成药百合固金丸每次 9 克,每日 3 次,温开水送服;荷叶丸每次 9 克,每日 2 次,温开水送服;知柏地黄丸每次 8 粒,每日 3 次,温开水送服;二至丸每次 6～9 克,每日 2 次,温开水送服;大补阴丸每次 9 克,每日 2～3 次,温开水送服。

64. 怎样根据辨证分型选用治疗经行头痛的中成药

(1)血虚:主要表现为经期或经后头痛,头晕,经血量少或淋漓不尽,色淡、质稀,面色无华,心悸少寐,神疲乏力,舌质淡,苔薄少,脉虚细。治宜益气养血。可选用中成药八珍益母丸每次 1 丸,每日 2 次,温开水送服;归脾丸每次 8 丸,每日 3 次,温开水送服;养血当归糖浆每次 10 毫升,每日 3 次,口服;十全大补丸每次 8～10 丸,每日 3 次,温开水送服。

(2)肝火:主要表现为经前或经期头痛,甚或巅顶牵痛,头晕目眩,烦躁易怒,口苦咽干,舌质红,苔薄黄,脉弦细数。治宜养阴清热,柔肝息风。可选用中成药杞菊地黄丸每次 8 粒,每日 3 次,温开水送服;龙胆泻肝丸每次 1～2 丸,每日 2 次,温开水送服;复方羊角胶囊每次 5 粒,每日 2～3 次,温开水送服;牛黄上清丸每次 1 丸,每日 2 次,温开水送服。

(3)血瘀:主要表现为经前或经期头痛剧烈如锥刺,痛有定处,伴月经后期,经色紫暗有块,少腹疼痛拒按,经畅则头痛缓解,胸闷作胀,舌质暗,边有瘀点,脉细涩。治宜调气活血,化瘀通络。可选用中成药血府逐瘀胶囊每次 4 粒,每日 2 次,温开水送服;正天丸每次 5 克,每日 2～3 次,饭后温开水送服;益母冲剂每次 1 袋,每日 2 次,开水冲服;调经化瘀丸每次 10 丸,每日 2 次,温开水送服。

(4)痰湿:主要表现为经前或经期头痛,头晕沉闷胀,胸胁满闷,呕恶痰多,形体肥胖,神疲倦怠,或经暗质黏,舌质淡红,苔白腻,脉滑。治宜豁痰除湿,理气活血止痛。可选用中成药半夏天麻丸每次 6 克,每日 2～3 次,温开水送服;十二温经丸每次6～9 克,每日 2 次,温开水送服;抑眩宁胶囊每次 4～6 粒,每日 3 次,温开水送服;金匮温经丸每次 6～9 克,每日 2 次,温黄酒或温开水送服。

65. 怎样根据辨证分型选用治疗绝经前后诸证的中成药

(1)肾阴虚:主要表现为头晕耳鸣,失眠多梦,心烦易怒,烘热汗出,五心烦热,腰膝酸软,或皮肤感觉异常,口干便结,尿少色黄,舌质红,苔薄少,脉细数。治宜滋阴补肾,育阴潜阳。可选用中成药左归丸每次 1 丸,每日 2 次,温开水送服;六味地黄丸每次 8 丸,每日 3 次,温开水送服;知柏地黄丸每次 8 丸,每日 3 次,温开水送服;坤宝丸每次 5 克,每日 2 次,温开水送服;更年安片每次 6 片,每日 2～3 次,温开水送服。

(2)肾阳虚:主要表现为面色晦暗,精神萎靡,形寒肢冷,纳差腹胀,大便溏薄,或面浮肢肿,尿意频数,甚或小便失禁,舌质淡,苔薄少,脉沉细无力。治宜温肾扶阳,可选用中成药右归丸每次 1 丸,每日 2 次,温开水送服;更年舒片每次 5 片,每日 2～3 次,温开水送服;更年乐片每次 4 片,每日 2～3 次,温开水送服;金匮肾气丸每次 8 丸,每日 3 次,温开水送服;更年灵胶囊每次 1～2 粒,每日 3 次,温开水送服。

66. 应用药物敷贴法调治月经病应注意哪些

为了保证药物敷贴法调治月经病安全有效,避免不良反应发生,在应用药物敷贴法调治月经病时,应注意以下几点。

(1)注意局部消毒:敷药局部要注意进行清洁消毒,可用75%乙醇做局部皮肤擦拭,也可用其他消毒液洗净局部皮肤,然后敷药,以免发生感染。

(2)做到辨证选药:外敷药和内服药一样,也应根据病情的不同辨证选药,抓着疾病的本质用药,方能取得好的治疗疗效,切不可不加分析地乱用。药物敷贴法必须在医生的指导下,掌握操作要领和注意事项,根据药物敷贴法的适应证选择患者,严禁有敷贴禁忌证者进行药物敷贴治疗。

(3)正确选穴敷药:在应用穴位敷药时,所取穴位不宜过多,每穴用药量宜小,贴敷面积不宜过大,时间不宜过久。要注意外敷药物的干湿度,过湿容易使药糊外溢,太干又容易脱落,一般以药糊为稠厚状有一定的黏性为度。

(4)重视不良反应:一些刺激性较大或辛辣性的药物对皮肤有一定的刺激作用,可引起局部皮肤红肿、发痒、疼痛、起疱等不良反应;有些患者敷药后还可出现皮肤过敏等现象,还有些患者对胶布或伤湿止痛膏过敏。对这些患者应及时予以对症处理,或改用其他治疗方法。敷贴部位皮肤有破损者及伴有其他重病者,不宜采用药物敷贴法。

(5)注意配合他法:药物敷贴疗法调治月经不调、痛经、闭经、崩漏、经行吐衄、月经前后诸证、绝经前后诸证等月经病的作用有限,通常只作为一种辅助调理手段与其他治疗调养方法配合应用,临床中应注意与药物治疗、饮食调理、情志调节、起居调摄等其他治疗调养方法配合应用,发挥综合治疗的优势,以提高疗效。

67. 调治月经不调常用的药物敷贴处方有哪些

处 方 1

配方:鲜益母草 60 克,鲜夏枯草 30 克。

用法:将鲜益母草、鲜夏枯草共捣烂炒热,敷贴于气海穴,外用纱布覆盖,胶布固定,每日换药 1 次。

适应证:月经不调。

处 方 2

配方:香附、鸡血藤各 20 克,三棱、牡蛎各 10 克,白芍、木通、牛膝各 12 克,凡士林适量。

用法:将香附、鸡血藤、三棱、牡蛎、白芍、木通、牛膝共研为细末,用凡士林调成糊状,敷贴于关元穴处,外用纱布覆盖,胶布固定。每日换药 1 次,并可配合热水袋加温。

适应证:月经不调。

处 方 3

配方:大黄 128 克,玄参、生地黄、当归、赤芍、白芷、肉桂各 64 克,香油、黄丹各适量。

用法:将大黄、玄参、生地黄、当归、赤芍、白芷、肉桂共研为细末,用香油熬膏,黄丹收膏备用。用时每次取适量,敷贴于关元穴处,上置塑料薄膜,外用纱布覆盖,胶布固定。每日换药 1 次,月经前后 10 日敷贴,3 个月为 1 个疗程。

适应证:血热型月经先期。

处 方 4

配方:桃仁、红花、当归、香附、白芍、肉桂、吴茱萸、小茴香、郁金、枳壳、五灵脂、蚕沙、蒲黄、熟地黄各等份,黄酒适量。

用法:将桃仁、红花、当归、香附、白芍、肉桂、吴茱萸、小茴香、郁金、枳壳、五灵脂、蚕沙、蒲黄、熟地黄共研为细末,用黄酒调成糊状,敷贴于神阙穴,外用纱布覆盖,胶布固定,隔日换药1次。

适应证:月经不调,月经过少。

处 方 5

配方:当归、莪术、川芎各10克,吴茱萸、肉桂、小茴香各5克,生姜汁适量。

用法:将当归、莪术、川芎、吴茱萸、肉桂、小茴香共研为细末,用生姜汁调成糊状,敷贴于脐部,外用纱布覆盖,胶布固定。每日换药1次,晚上可用热水袋加温20分钟。

适应证:月经后期。

处 方 6

配方:乳香、没药、白芍、川牛膝、丹参、山楂、广木香、红花各15克,冰片1克,生姜汁或黄酒适量。

用法:将乳香、没药、白芍、川牛膝、丹参、山楂、广木香、红花共研为细末,与冰片混匀,用生姜汁或黄酒调成糊状,分别敷贴于神阙和子宫穴(脐下4寸,中极穴旁开3寸处),外用纱布覆盖,胶布固定,隔日换药1次。

适应证:月经不调,经前腹痛。

处 方 7

配方:鹿茸3克,当归9克,肉桂心、白芍、红花、川芎、干姜各6克。

用法:将上药共研为细末,装瓶密封备用。用时每次取药末3~5克,填纳于脐孔内,外用镇江膏药贴在脐孔上,再以胶布固定。7日换药1次,3次为1个疗程。

适应证:月经不调,月经先期,月经后期,月经先后不定期。

68. 调治崩漏常用的药物敷贴处方有哪些

处 方 1

配方:益智仁、沙苑子各 20 克,艾叶 30 克。

用法:将益智仁、沙苑子共研为细末,艾叶煎取汁液,之后用药汁调药末成糊状,敷于脐部,外用纱布覆盖,胶布固定。每日换药 4 次,每次敷贴 6 小时,连续应用 5~7 日。

适应证:崩漏。

处 方 2

配方:蚕沙、伏龙肝(灶心土)、牛皮胶各 15 克,烧酒适量。

用法:将蚕沙、灶心土、牛皮胶共研为细末,用烧酒调和,制成饼状,置于脐部,外用纱布覆盖,胶布固定,每日换药 1 次,直至血止。

适应证:崩漏。

处 方 3

配方:蓖麻仁 30 克,蓖麻叶 2 张。

用法:将蓖麻仁打碎,与蓖麻叶一同捣至极烂,如厚膏状。再将药膏分为 2 份,分别贴于百会、神阙穴,外用纱布覆盖,胶布固定。每日换药 1 次,贴至血停为止。止血后应急用北黄芪、党参各 30~45 克,煎汤频服,连用 5~7 日,以巩固疗效。

适应证:崩漏。

处 方 4

配方:吴茱萸、食盐各等份,黄酒少许。

用法:先将吴茱萸研为细末,与食盐混匀后,取药末 15 克,与黄酒少许调匀,制成 3 个如 5 分硬币大的药饼,分别敷贴于神阙、隐白、脾俞穴上,外用纱布覆盖,胶布固定,同时可用艾条温和灸 30～40 分钟,每日换药 1 次。

适应证:崩漏。

处 方 5

配方:当归 30 克,川芎 15 克,白芍、炒五灵脂、延胡索、小茴香、陈皮各 9 克,黄芩、牡丹皮、地骨皮各 6 克,黄连 3 克,陈醋适量。

用法:将上药共研为细末,用陈醋调成糊状,每次取药糊适量敷于脐部,外用纱布覆盖,胶布固定。每日换药 1 次,直至血停为止。

适应证:血热型崩漏。

处 方 6

配方:红萆麻仁 15 克。

用法:将红萆麻仁捣烂如泥,敷贴于百会,外用纱布覆盖,胶布固定。每日换药 1 次,直至血止。

适应证:崩漏。

69. 调治痛经常用的药物敷贴处方有哪些

处 方 1

配方:肉桂、沉香各 1 克,吴茱萸、干姜、艾叶、小茴香各 2 克,醋炙延胡索、当归各 3 克,白酒适量。

用法:将肉桂、沉香、吴茱萸、干姜、艾叶、小茴香、醋炙延胡索、当归共研为细末,用白酒调成糊状,敷于神阙穴,外用纱布覆盖,胶布固定。通常于月经前 3 日开始敷贴,贴后用热水袋热敷15～30 分钟,每日换药 1 次,连敷 3 日为 1 个疗程。

适应证:寒湿凝滞型痛经。

处 方 2

配方:肉桂 10 克,吴茱萸、小茴香各 20 克,白酒适量。

用法:将肉桂、吴茱萸、小茴香共研为细末,用白酒炒热敷于脐部,外用纱布覆盖,胶布固定。每日换药 2 次,并可配合热水袋加温,连敷 3 日,下次月经之前再敷 3 日。

适应证:痛经。

处 方 3

配方:艾叶 60 克,食盐 30 克。

用法:将艾叶捣烂,与食盐混匀炒热后敷于关元穴,外用纱布覆盖,胶布固定。每日换药 2 次,并可配合热水袋加温。

适应证:痛经。

处 方 4

配方:肉桂、小茴香、当归、延胡索、白芍、虎杖各 1.5 克,干姜、川芎、蒲黄、五灵脂、樟脑、冰片各 1 克,凡士林适量。

用法:将肉桂、小茴香、当归、延胡索、白芍、虎杖、干姜、川芎、蒲黄、五灵脂、樟脑、冰片共研为细末,用凡士林调成糊状,敷贴于关元穴处,外用纱布覆盖,胶布固定。每日换药 1 次,3 日为 1 个疗程。

适应证:痛经。

处 方 5

配方:葱白 60 克,生姜、食盐各 20 克。

用法:将葱白、生姜一同捣烂,与食盐混匀炒热后敷于关元穴,外用纱布覆盖,胶布固定。每日换药 2 次,并可配合热水袋加温。

适应证:痛经。

处 方 6

配方:附子 3 克,当归 9 克,白芍、肉桂、红花、川芎、干姜各 6 克。

用法:将上述药物共研为细末,混匀后装瓶备用。用时取药末适量,填满脐孔,外用伤湿止痛膏固定。每日换药 1 次,到疼痛停止。

适应证:痛经。

处 方 7

配方:白芷 10 克,五灵脂 6 克,青盐 100 克。

用法:将白芷、五灵脂共研为细末,与青盐混匀炒热后,用布包好,外敷于小腹部。每日敷用 2 次,每次 30 分钟以上。

适应证:痛经。

处 方 8

配方:延胡索、紫丹参、乳香、没药各等份,冰片少许,益母草膏适量。

用法:将延胡索、紫丹参、乳香、没药、冰片共研为细末,用益母草膏调成糊状,分别敷贴于关元、神阙穴,外用纱布覆盖,胶布固定。于月经前 1～2 日开始敷贴,每日换药 1 次。

适应证:气滞血瘀型痛经。

70. 调治闭经常用的药物敷贴处方有哪些

处 方 1

配方:香附 2 克,桃仁 1 克,水蛭 1 条。

用法:将香附、桃仁共研为细末,再与水蛭一同捣成膏状,敷于脐部,外用伤湿止痛膏固定。2～3 日换药 1 次,可连续使用。

适应证:闭经。

处 方 2

配方:蜣螂(焙干)1 只,威灵仙(焙干)10 克。

用法:将蜣螂和威灵仙共研为细末,填于神阙穴,外用伤湿止痛膏固定,约 1 小时后去掉。每日敷贴 1～2 次,可连续使用。

适应证:血瘀实证闭经。

处 方 3

配方:鲜山楂 10 枚,赤芍 3 克,生姜 15 克。

用法:将鲜山楂、赤芍、生姜一同捣烂如泥,放锅中炒热,趁热敷于脐部,外用纱布覆盖,胶布固定,敷贴后可用热水袋热敷 30 分钟左右。每日敷贴 1～2 次,可连续使用。

适应证:闭经。

处 方 4

配方:鲜益母草、鲜月季花各 30 克。

用法:将鲜益母草、鲜月季花共捣烂,炒热后外敷于小腹部,外用纱布覆盖,胶布固定,敷贴后可用热水袋热敷 15～30 分钟。每日换药 1 次,可连续使用。

适应证:闭经。

处 方 5

配方:肉桂、干姜各 10 克,吴茱萸、小茴香各 20 克,益母草膏适量。

用法:将肉桂、干姜、吴茱萸、小茴香共研为细末,用益母草膏调成糊状,分别敷贴于神阙、子宫、大赫、命门穴上,外用纱布覆盖,胶布固定。每日换药 1 次,10 次为 1 个疗程。

适应证:寒凝血瘀型闭经。

处 方 6

配方:晚蚕沙 30 克,白酒适量。

用法:将晚蚕沙加白酒炒热后,外敷于小腹部,外用纱布覆盖,胶布固定,敷贴后可用热水袋热敷 15～30 分钟。每日换药 1 次,可连续使用。

适应证:闭经。

四、月经病的食疗药膳

1. 月经病患者的饮食调养原则是什么

（1）根据中医辨证对症进食：食物有寒、热、温、凉之性和辛、甘、酸、苦、咸五味，其性能和作用是各不相同的，因此月经病患者在进行饮食调养时，必须以中医理论为指导，根据不同的病情特点，在辨证的基础上立法、配方、制膳，以满足所需的食疗、食补及营养的不同要求，做到合理搭配，对证进食，切勿盲目乱用。

（2）做到饮食有度防止偏食：美味佳肴固然于身体有益，但不一定就等于无害。饮食虽然可以调养疾病，但若食之过量，甚至偏食，则会导致阴阳失调、脏腑功能紊乱，而诱发新的病症。因此，饮食要有节制，不能一见所喜，就啖饮无度。一日三餐是人类在长期的历史进程中自然形成的一种最适宜人体需要的饮食规律，过量或不足的饮食对身体都是不利的，也不利于月经病患者的治疗和康复。一般来说，饮食的基本原则应是早餐吃好、午餐吃饱、晚餐吃少，每餐进食以微饱即可。食疗也要讲究疗程，不宜长时间单纯食用某一种或某一类食物，要防止食疗过程中的偏食。

（3）注意配合其他治疗方法：饮食调养既不同于单纯的食物，也不同于治病的药物，它是通过适当的饮食对疾病进行调养，以增强体质，辅助药物发挥疗效，故在应用过程中需要根据病情全面考虑。食疗的作用较弱，只能作为一种辅助调养手段，应注意与药物治疗、起居调摄、情志调节等其他治疗调养方法配合应用，以发挥综合治疗的效能，提高临床疗效。

2. 月经病患者如何判断自己的体质

人体在体质上存在着个体差异,中医通常将人的体质分为正常质、气虚质、阳虚质、血虚质、阴虚质、气郁质及阳盛质 7 种类型。了解人的体质特点是辨证用膳、正确选择食疗方法的重要一环,月经病患者可根据以下描述判断自己的体质类型。

(1)正常体质:多由先天禀赋良好,加之后天调养得当所形成。具有阴阳平衡,气血旺盛流畅,脏腑功能协调正常,机体抗病能力强的生理特征。

(2)气虚体质:元气不足,脏腑功能衰弱,抗病能力不强。主要表现为精神疲惫,肢体倦怠,动则易出汗,易于感冒等。

(3)阳虚体质:阳气偏衰,功能减退,热量不足,抗寒力弱。主要表现为面色淡白无华,口淡不渴,形寒喜暖,四肢欠温,不耐寒冷,精神不振,大便易溏,小便清长。

(4)血虚体质:营血不足,濡养功能减弱。主要表现为形体瘦弱,面色苍白无华,口唇指甲色淡无华,毛发干枯易落。

(5)阴虚体质:阴精偏衰,功能虚亏。主要表现为形体消瘦,五心烦热,口渴喜饮,舌质红,苔薄少。

(6)阳盛体质:阳气偏盛,机体各种功能亢奋,热量过多。表现为形壮体热,面色红光,喜冷怕热,口渴喜饮,口苦口臭,小便短赤,大便干结等。

(7)气郁体质:机体气机壅滞不畅,以妇女多见。主要表现为性情急躁易怒,忧郁寡欢,时欲叹息,食欲不振等。

3. 月经病患者的饮食如何因人、因时、因地而异

月经病患者由于性别、年龄、体质不同,患病的季节、所处的地理环境各异,加之病情不同、饮食习惯和嗜好也不一样,故不同月经病患者的饮食应因人、因时、因地而异,原则上是根据月经病

患者的具体情况,选择适宜的食物。

人的体质有阴、阳、强、弱的不同,如阴虚的人形体偏瘦,舌质偏红且瘦而干,易于"上火",情绪易激动,饮食应当以清淡为宜,忌食辛辣火燥之品;而阳虚的人则相对较丰腴,肌肉松弛,舌体胖大而质淡,饮食应偏重甘而温,而不宜寒凉。另外,由于年龄不同,生理状况的差异,故而食疗也有区别。绝经前后的患者组织器官与生理功能逐渐衰退,应注意补益,但不可太过,否则会适得其反,饮食应当清淡可口,荤素搭配,以素为主。例如,青年人由于劳动强度相对较大,能量消耗多,应保证食物营养充足、合理多样、富含蛋白质和维生素,忌偏食挑食。又如,同样是月经病,不同的患者由于表现不同,其饮食也不尽一样,如以脾虚湿阻为主要发病机制,以月经过多为突出表现者,可适当多吃一些具有健脾益气、化湿固涩作用的食物,如莲子、芡实、薏苡仁等;对于脾虚气滞、胃纳欠佳的患者,则可适当多吃一些具有理气健脾养胃作用的食物,如藿香、山药、山楂等。对于崩漏日久气虚突出的患者,则可吃一些诸如人参、山药、莲子、小米等具有补气功效的食物或药物两用之品。而痛经因于寒湿引发者,可多食一些干姜、大葱等具有温经散寒作用的食物。

因时而异是适应四季气候的变化,选择相宜食物,但并不排斥其他一般性常用食品。一年中有春、夏、秋、冬四季,节气时令,温度、湿度等是有差别的,月经病患者在不同季节吃什么、怎样吃也应随时令而有区别。例如,春夏季节应注意饮食有利于阳气保养,而秋冬季节饮食要有利于阴气维护才有利于养生。春天宜多食小白菜、油菜、胡萝卜、芹菜、菠菜等;夏季以甘寒清凉为宜,适当添加清淡、祛暑的食物,如黄瓜、苦瓜、绿豆、赤小豆、薏苡仁、丝瓜等;秋季食物可适当多吃荸荠、百合、甘蔗等;冬季食品则宜多吃大枣、核桃仁、羊肉等。

我国地域辽阔,地理环境多样,尤其风俗各异,饮食习惯也相差很大,因地而异则有利于疾病的治疗和身体的康复。例如,西北地区多高原,气温低且干燥,故食物宜偏湿润,而南方地区气温偏高、多雨、潮湿,所以食物宜偏辛燥。当然,有些地区还有特别的饮食习惯,如四川人爱食麻辣,上海、苏州、无锡人爱食甜食,山东人爱吃大葱等,地区性嗜好应当注意,但不能与治病养生的食疗混为一谈。

4. 月经病患者能否选用保健补品

保健补品用之得当确可促进病体的康复,但病有当补与不当补之分,同时保健补品还有补阴补阳、补气补血等的不同,保健补品不可滥用、过服。有的患者以为保健补品有益无损,多多益善,但往往适得其反,要根据患者的具体情况有目的、有针对性地选用保健补品,切不可不加分析地用。长期滥用补品不仅贻误治疗时机,还容易掩盖病情,反而不利于月经病的治疗和康复,日常生活中因滥用保健补品贻误病情、引发的失误时有发生。

月经病患者能否选用保健补品,在众多的保健补品中,哪些适合月经病患者食用,这是广大患者较为关心的问题。大凡能调和阴阳,调整脏腑功能,扶正祛邪,具有调理冲任、滋补肝肾、清热泻火、补养气血、理气活血、化瘀止痛等多种功效,能纠正月经不调,改善或消除痛经、闭经、崩漏及月经前后、绝经前后诸多症状,促使月经病顺利康复的保健品,对月经病患者是有利的,可以选用,只有少数保健补品滋腻碍胃,容易助湿生痰,对调治月经病不利,这些保健补品月经病患者不宜服用。

"补"的目的除立足于补充人体必需的营养成分外,还应包括调整人体脏器功能及物质代谢平衡,所以对月经病患者来说,凡具有增强机体抗病能力,促使阴阳平衡,脏腑功能协调,纠正月经不调,改善或消除痛经、闭经、崩漏及月经前后、绝经前后诸多症状的药物和食物均有一定补益作用。核桃仁、松子具有补气血、益肾精的功效,芡实、山药具有健脾固涩的作用,这些食物均有利于月经病防治,称得上月经病患者的"补药"。

月经病患者要在医生的指导下按中医辨证论治的原则选用保健补品，不能光听信广告。例如，人参虽是名贵的补品，但并非每个人都可以用，月经过多、崩漏属于气虚者可以选用，而阳热炽盛者则忌用人参；甲鱼具有滋补阴津的功效，适宜于肝肾阴虚之患者，阳虚患者不宜应用。保健品只能说对某些病症有保健作用，能够包治百病的保健品是没有的，辨证论治是中医的特色和优势，选用保健补品当以辨证为基础，我们要切记。

5. 月经病患者进补的原则和禁忌有哪些

（1）进补原则：辨证论治是中医的特色和优势，中医有"虚者补之""实者泻之""寒者热之""热者寒之"等治疗疾病的基本原则，这些原则不仅适当于中医药治病，也同样适用于进补，可以说是进补的基本原则。通常进补时，要根据进补对象不同的身体状况分别采用各不一样的进补方法，还要区别进补对象的体质是阴虚、阳虚等。阳气虚弱者，应给予甘温益气之品，使阳气旺盛，而对于阴精亏损者，则要用厚味之补益精血之品，使阴精充足。在选择滋补性食品时要有所区别，不能混淆，如阴虚火旺与阳气不足者虽都可用补法，但前者宜清补，可选用诸如百合、鸭蛋、牛奶、莲子、冰糖等，而后者宜温补，可选用诸如桂圆、海参、羊肉、荔枝、蚕蛹、韭菜等。辨别疾病的性质对进补来说也十分重要，如病属寒盛者宜给予温热食物，如干姜、羊肉、红糖等；病属热盛者宜给予清凉食物，如西瓜、鲜藕等；若伴有脘腹胀满、消化不良者则要以消食为主，可给予山楂、白萝卜之类。总之，进补不局限于吃补品，凡是适合自己身体状况的调养都是进补。"秘者，通便谓之补"，意思是说便秘的人通大便也是一种进补的方法，就是这个道理。

（2）进补禁忌：通常人们认为患病必然是正气不足，尤其是月经过多、崩漏及久病之患者，大凡补品都可应用，其实这种观点是错误的。就月经病患者来说，忌无虚滥补，忌虚不受补，忌守药待康。**无虚滥补**不但徒耗药物，浪费钱财，还会导致阴阳失调，正常的脏腑功能受到扰乱，所以进补时必须明辨虚实，以免遭受无虚滥补之殃。有一些**虚弱**患者在服用补品和补药后，病症不减反而加重，或出现口干、舌燥、失眠、腹胀、嗳气等一系列不良反应。出现这种情况一是由于患者脾胃虚弱，消化吸收功能已不健全，而补血、补阴之品如阿胶、甲鱼等多滋腻碍胃，不易消化吸收，容易滞留胃肠而产生消化不良的症状；另一种原因是补不对症，阴虚者盲目用温热补品，使原有的阴虚症状加重。因此，必须根据体质选用适当的进补方式，或清补，或平补，或温补等；同时，还要注意消化功能，不能伤胃碍胃，更不能增加身体的负担，以防止虚不受补，适得其反。一个人患病之后，要想恢复健康，光靠服用补品和补药是不行的，身体虚弱，有先天不足的原因，也有后天失养引起的，如饮食失调、情志不遂、房劳过度等，因此体虚者除了进补之外，进行适当的体育锻炼、注意饮食调节、保持良好的卫生习惯和精神状态也是十分重要的。丰富多彩的生活胜似高级补品、补药，守药待康是不可取的。

6. 月经病患者怎样选择适合自己的进补方法

进补是为了调养身体，补益正气，增强机体抗病能力，防治疾病，延年益寿。根据月经病患者具体情况之不同选用适宜的进补方法进补，其好处是显而易见的。月经病患者在积极应用药物治疗的同时配合进补能扶正祛邪，提高机体的抗病能力，促使疾病顺利康复。现代研究证明，有些补品、补药确实能增强机体的免疫功能，提高机体的适应能力，调整脏腑功能，纠正月经不调，改善或消除痛经、闭经、崩漏以及月经前后、绝经前后诸多症状，促使月经病患者顺利康复。同时，补品和补药能改善人体内分泌的状况，调节机体代谢，从而强身健体，减少疾病，延缓衰老，延年益寿。

进补对月经病患者大有好处，前提是必须进补得法。那么，如何选择适合自己的进补方法呢？选择适合自己的进补方法应做到根据身体虚弱程度、体质状况、自觉症状及服食方法是否方便而定。虚弱症状明确的，宜选用药补，因为药补功效确定，补力较强，见效相对较快。对于没有明确虚弱症状且希望通过进补强身者来说，补药终究是药，此时选用食补更为合适。消化功能低下的人，可选用粥补；久病体弱、气血不足等精气大亏的人，可服食滋腻厚味的食物进行调补。补品和补药各有特性，有些病症只宜于某一食物，有些病症却非某一补药不能奏效，必须分别选用。例如，怕冷、手足不温者，服用羊肉、桂圆、红参等可以取得良好的效果，以食疗为宜；气阴两虚、口渴、咽燥、干咳、疲乏无力者，服用西洋参、百合可补气阴，其效果较好，以药补为主；对于月经过多日久气虚明显的患者，则更宜用红参之类进行大补，以顾护正气。进补应以服用方便为好，比如在家休养者可将各种补虚食物制成点心食用，或佐餐食用，而坚持上班或出差远行者，则以服用补虚之中成药或保健补品比较方便。

7. 月经病患者宜常吃的食物有哪些

（1）红糖：性温，味甘。具有温经散寒，补血活血，散瘀止痛的功效。适宜于证属虚寒有瘀之月经病患者食用。《医林纂要》中说红糖有"暖胃，补脾，缓肝，去瘀，活血，滑肠"的作用。《随息居饮食谱》认为红糖的功能在于"散寒活血，舒筋止痛"。红糖最适宜虚寒性痛经及女性产后服用。

（2）乌鸡：性平，味甘具有补益肝肾之阴，益气补血的功效。适宜于气血不足、肝肾阴虚的月经不调、崩漏患者食用。《本草纲目》中说："乌鸡补虚劳羸弱，治女人崩中带下虚损诸病。"明代医学家缪希雍亦说："乌鸡补血养阴，益阴则冲、任、带三脉俱旺，胡能除崩中带下一切虚损诸疾也。"大凡体质虚弱的女性，或月经期间总是淋漓不净、月经延绵不止者，食之最宜。

(3)莲藕:性平,味甘、涩。具清热凉血,收敛止血的功效。莲藕散瘀止血的作用尤以藕节为强,适宜于血热型和血瘀型月经过多、经期延长、崩漏、功能失调性子宫出血等。缪希雍在《本草经疏》中说:"藕,生者甘寒,能凉血止血。"王士雄的《随息居饮食谱》中亦说:"凡阴虚,肝旺,内热,血少及诸失血证,但日熬浓藕汤饮之,久久自愈,不服他药可也。"对于藕节,医家更是常用之,《滇南本草》中记载有"藕节治妇人血崩"。中国药科大学叶橘泉教授介绍:"妇性崩漏,藕节5~6个,劈碎以红糖煎服",其效颇好。

(4)鸽肉:性平,味咸。具有滋肾益气之功效。唐代孟诜认为,鸽肉"调精益气"。《本草再新》说鸽肉"滋肾益阴"。《四川中药志》谓:"鸽肉治女性干血劳,月经闭止。"鸽肉对于身体虚弱而月经过少,甚至月经闭止者,是不可多得的食疗佳品,宜常食之。

(5)羊肉:性温,味甘,为温热补虚食物。有益气,温中,暖下的功效。对虚寒性月经不调、痛经等月经病患者食之尤宜。羊肉与当归、生姜配合,是著名的当归生姜羊肉汤,具有补气养血、温中暖肾之功效,主要用于补益补身,适用于妇女产后气血虚弱、阴虚失温所致的腹痛,以及虚寒性月经不调、痛经等月经病患者。同时,此汤还可用于产后血虚乳少、恶露不止等。

(6)海参:性温,味咸。具有补肾,益精,养血的功效。凡体弱之女性出现月经不调、崩中漏下、经少经闭者,常食海参,最为适宜。清代医家王孟英说:"海参滋阴,补血,健阳,润燥,调经,养胎,利产。"对于精血亏损、虚弱劳怯的月经病患者来说,海参不失为一种食疗食养的佳品。

(7)淡菜:性温,味咸。具有补肝肾,益精血的功效。对肝肾阴虚型月经不调、月经淋漓不净的患者,尤为适宜。《嘉祐本草》中指出:"淡菜治虚劳伤惫,精血少者,及妇人带下,漏下,并煮食之"。《随息居饮食谱》亦云:"淡菜补肾,益血填精,治遗、带、崩、淋。"淡菜是肝肾不足、气血虚弱之月经不调、崩漏、带下等患者常用之疗效食品。

217

(8)韭菜:性温,味辛。具有温中,行气,散瘀的功效。适宜于寒性痛经和气滞血瘀所致的月经不调、闭经患者食用。女性以肝为先天,诸多妇科病皆与足厥阴肝经有关。明代李时珍说:"韭,生则辛而散血,熟则甘而补中,入足厥阴经,乃肝之菜也。"明代缪希雍在《本草经疏》中亦云:"韭,益肝,散滞,导瘀,是其性也。凡血之凝滞者,皆能行之,是血中行气药也。病人之气抑郁者多,凡人气血惟利通和,韭性行而能补,故可久食。"《本草求真》还说:"服此气行血散,肝补肾固,韭味最利病人,凡一切血瘀气滞等症,俱能使之立效。"由上可以看出,常吃韭菜对月经不调、痛经、闭经等月经病患者来说,是十分有益的。

(9)荠菜:性平,味甘。具有止血的功效。适宜于月经过多、经期延长及崩漏患者食用。《现代实用中药》中有"荠菜止血,治子宫出血,流产出血,月经过多"的论述。《广西中草药》中也有"治崩漏及月经过多,荠菜一两,仙鹤草一两,水煎服"的记载。荠菜确实是月经过多、经期延长及崩漏等月经病患者的食疗佳品。

(10)黑木耳:性平,味甘。具有止血的功效。《随息居饮食谱》中说:"补气耐饥,凡崩淋血痢,常食可瘥。"崩即崩漏,指月经过多、淋漓不净和功能失调性子宫出血者。叶橘泉在《食物中药与便方》中也介绍:"女性崩漏,黑木耳 60 克,加水煮烂,再加红糖 60 克,一日分二次服。"另外,还推荐女性月经过多、淋漓不止,可用黑木耳焙燥研细末,以红糖汤送服,每次 3～6 克,每日 2 次。黑木耳具有止血作用,大凡月经过多、经期延长及崩漏等月经病患者,均宜常食之。

8. 月经不调患者的饮食宜忌有哪些

月经不调主要包括月经先期、经期延长、月经先后无定期、月经后期、月经过少、月经过多。对月经不调患者来说,其饮食宜忌总的原则是在保证充足的营养的前提下,饮食宜清淡,忌用辛辣刺激性食物,忌过食生冷食物,忌饮食不节,但具体到每一位患者,由于其发病原因和临床表现各不相同,所以饮食宜忌也各不一样。

(1)月经先期:忌食辛辣动火之品。宜食瘦肉、猪肝、鲜牛奶、黑木耳、藕等,平时宜食土豆大枣粥以加强营养。

(2)经期延长:月经淋漓不净,色淡质清,神倦乏力,以气虚为主者,忌食辛辣动火、理气及生冷之品,如生姜、辣椒、大蒜等。宜食补气养血之品,如桂圆、大枣、山药等;经血持续不净,量少色红,手足心热,以血热为主者,饮食以清热养血之品为宜,宜食瘦肉、猪肝、莲藕,而辛辣动火之品当属忌食。

(3)月经先后无定期:在食欲良好的情况下,宜多食滋补肝肾、疏肝解郁之品,如鳖肉、猪肾、禽蛋、新鲜蔬菜等。食欲欠佳者,饮食宜多样化,应做到色、香、味俱佳,以增进食欲。对肝郁的患者宜用疏肝解郁之品而忌食滋腻补品,对肾虚的患者宜用滋补肝肾之品而忌食疏散理气之食物。

(4)月经后期:加强营养,以滋阴、补血食品为宜,食欲良好者可食鳖肉、黑鱼、淡菜、瘦肉等,食欲欠佳者则应以素食为主,可食冬菇、木耳、新鲜蔬菜等。忌食辛辣、油腻之食品,平时饮食以温热为宜,即使是夏季经行期亦需忌食生冷瓜果。

(5)月经过少:量少色淡、无血块者,小腹痛时可食用红糖当归白芍汤以养血止痛,同时加强营养,多食瘦肉、禽蛋、新鲜蔬菜及大枣赤豆粥等。对中医辨证属血虚、肾虚的患者,宜食用养血补肾之品,忌食生冷之食物;对于中医辨证属血瘀之患者,则宜食用具有理气活血作用的陈皮、红糖、韭菜等,滋腻之品则当少食或忌食。

(6)月经过多:经色红、质黏稠者,饮食以清热补血之品为主,如瘦肉、猪肝、莲藕均为止血凉血佳品,可适当多食;忌食辛辣动火之品,如辣椒、大葱等。月经过多、色淡质稀者,饮食以补气为主,如桂圆、大枣、鸡汤均宜适当多食;辛辣动火耗气之品当属忌食。月经色质紫黑有血块者,则当忌食生冷、酸涩之食物,可适当多食养血止血之品。

9. 崩漏患者如何进行饮食调养

崩漏患者的饮食调养，其总的原则是清淡易消化且富有营养，在饮食的选择上，可适量食用含蛋白质、糖类、脂肪和各种维生素的食物，蛋白质、脂肪应适量，糖类应控制，维生素的补给应充足，辛辣食物、烟酒、浓咖啡、浓茶、熏炸腌制食品，以及过酸、过咸、过甜的食物均应严格限制。在出血期间忌食辛热助阳之品，如辣椒、酒、胡椒、大蒜、生姜、大葱等，这些食物能刺激性器官充血，增加出血量，生冷寒凉之品可滞血留瘀，亦不宜食用，宜食新鲜蔬菜、水果和少脂的食物，如瘦肉、牛奶、蛋类、肝汤、豆浆等。

崩漏患者病情有虚有实，有寒有热，饮食调养当根据病情的不同灵活掌握。对于属实热的患者，饮食宜以清淡易消化为宜，忌用滋腻、温热动火之品，应多食绿叶蔬菜和富含维生素 C、有止血作用的食物，如荠菜、黄花菜、鲜藕、芹菜、木耳、胡萝卜、西红柿、百合等。对于辨证属虚证的患者，当以滋补、固涩为宜，应常食柿饼、核桃仁、莲子、芡实、山药等。对于辨证属阴虚的患者，可多食具有滋补阴血的食物，如乌鸡、桂圆、大枣、枸杞子。对于辨证属虚热的患者，宜食甲鱼、带鱼、鸭肉、蛋类、瘦肉等。

另外，对于青春期少女发生崩漏者，需要增加营养以满足身体发育的需要，应注意补充蛋白质、微元素铁、铜、锌及维生素 A、B 族维生素、维生素 C、维生素 E 等。这些营养素不仅是身体发育的需要，而且是卵巢及性腺发育的需要，供给充足的营养素，对促进卵巢发育，预防和治疗青春期功能性子宫出血所致的崩漏有重要的作用。

10. 痛经患者如何进行饮食调养

痛经患者应注意饮食均衡，避免过甜或过咸的食物及咖啡因等，要注意补充矿物质，可适当多食一些温性食物。在月经来潮前 3～5 日，饮食宜以清淡易消化为主，应进食易于消化吸收的食物,不宜吃的过饱,尤其应避免过食生冷食品,因生冷食品能刺激子宫、输卵管收缩,从而诱发或加重痛经。月经已来潮,则更应避免一切生冷及不易消化和刺激性的食物,如辣椒、生葱、生蒜、胡椒烈性酒等,此期可适当吃一些有酸味的食品,如酸菜、食醋等,酸味食品有缓解疼痛的作用。此外,痛经者无论在经前或经后,都应保持大便通畅,尽可能多吃些蜂蜜、香蕉、芹菜、红薯,因为便秘可诱发痛经和增加疼痛感。痛经患者适量饮点酒能通经活络,扩张血管,使平滑肌松弛,对痛经的预防和治疗均有一定作用,如经血量不多可适量地饮用一些葡萄酒,这样能缓解症状,在一定程度上还能起到治疗作用。葡萄酒由于含有乙醇,对人体有兴奋作用,情志抑郁引起的痛经者适当适时喝点葡萄酒能够起到舒畅情志、疏肝解郁的作用,使气机和利。另外,葡萄酒味辛、甘,性温,辛能散能行,对寒湿凝滞的痛经可以散寒祛湿,活血通经,甘能补能缓,对气血虚弱而致的痛经又能起到温阳补血,缓急止痛的效果。痛经患者平时饮食应多样化,不可偏食,应经常食用一些具有理气活血作用的蔬菜水果,如荠菜、香菜、胡萝卜、橘子、佛手、生姜等。身体虚弱、气血不足者宜常吃补气、补血、补肝肾的食物,如鸡、鸭、鱼、鸡蛋、牛奶、动物肝肾、豆类等。

辨证用膳是中医食疗的特色所在,根据辨证进食能获得较好的食疗作用。对气滞血瘀之痛经患者,可适当多吃具有行气活血作用的食物,如萝卜、荔枝、橘子、山楂、丝瓜、桃仁、鸡内金、芹菜、油菜、小茴香等;对寒湿凝滞者,可适当多吃具有祛寒除湿、温经通脉的食物,如生姜、大葱、小茴香、大茴香、花椒、韭菜、辣椒、羊肉、鲤鱼等;对阳虚内寒者,可适当多吃具有温补脾肾、益阳散寒作用的食物,如胡椒、大茴香、小茴香、韭菜、羊肉、牛肉、鸽肉等;对于气血不足者,可适当多吃具有补气生血作用的食物,如海参、鸡肉、黑豆、香菇、桂圆肉、牛奶、鸡蛋、葡萄、动物肝、黄花鱼等;对于肝肾亏虚者,可适当多吃具有补肝肾作用的食物,如枸杞子、银耳、木耳、核桃、羊肝、鸡蛋、甲鱼、鸭蛋、带鱼等。

11. 闭经患者如何进行饮食调养

闭经患者平时宜多吃新鲜蔬菜和易消化的食物,不宜进食生冷、酸辣等刺激性食物,要多喝开水,以保持大便通畅,饮食要富有营养,多样化,不偏食、不挑食。对于辨证属体质虚弱之虚证的闭经患者,宜多食具有营养滋补和补血活血通络作用的食物,如羊肉、鸡肉、鸡蛋、牛奶、猪瘦肉、桂圆、大枣、莲子、枸杞子、山药等;对于辨证属气滞血瘀之实证闭经患者,饮食宜清淡易于消化,可多食具有活血化瘀通经作用的食物,如山楂、生姜、红糖、油菜、黑豆、黑木耳、墨鱼等;对于极度消瘦引起的闭经患者,应特别重视改变饮食习惯,消除拒食心理,加强营养的全面供应,改善身体的营养状况,使身体恢复到正常。

不利于营养精血的食物,如大蒜、大头菜、茶叶、白萝卜、咸菜、榨菜、冬瓜等,多食会造成精血生成受损,使经血乏源而致闭经,所以虚证闭经者最好不要食用。生冷食物,如各种冷饮、凉拌菜、寒性水果、寒性水产品等,食用后可引起血管收缩,加重血液凝滞,使经血闭而不行,所以闭经患者应忌食。肥腻食物,如松花蛋黄、鸡蛋黄、鸭蛋黄、猪脑、猪肝、猪油、猪肾、猪肥肉、猪大肠、羊肉、羊肝、鲤鱼、鸡肉、带鱼、奶油、巧克力等,这些食物含有较高的蛋白质、胆固醇、脂肪,多食后极易造成体内营养过剩,进一步增加脂肪堆积,加重肥胖,阻塞经脉,使经血不能正常运行,闭经患者尤其是肥胖之实证闭经患者应尽量少食或忌食。胡萝卜虽然含有较丰富的营养成分,但其有引起闭经和抑制卵巢排卵的功效,欲生育的女性多食则不容易怀孕,故也应尽量不吃。

12. 绝经前后诸证患者如何进行饮食调养

妇女进入绝经期,肾气渐衰,冲、任二脉衰少,月经渐绝,妇女在生理上进入转折期,容易出现一些与绝经有关的症状,如经行紊乱,头晕耳鸣,心悸失眠,烦躁易怒,烘热汗出,五心烦热,水肿便溏,腰酸骨楚,倦怠乏力等,对出现绝经前后诸证的患者,通过合理的膳食,平衡的营养,有助于顺利度过这个时期。绝经前后诸证患者的饮食调养,应注意以下几个方面。

(1)保持适当的热能:热能主要源于糖类,要经常适量吃些以玉米、小米、面粉、黄豆、绿豆、赤豆、蚕豆等做成的食物。若从膳食中摄取的热能过多,就容易转变成脂肪储存于体内,使身体肥胖,体重增加,加重心脏负担,易患高脂血症、动脉硬化、高血压和糖尿病等。

(2)保证足够的蛋白质:蛋白质能维持老年机体的正常代谢,补偿人体组织蛋白的消耗,增强机体对疾病的抵抗力,蛋白质应以生物效价较高的优质蛋白质为主。

(3)控制脂肪的摄入:脂肪的摄入,一方面要考虑消化功能减退,对脂肪的吸收较慢较差,从而血脂浓度较长时间地升高,导致血液的黏度增加,激发冠心病发作或血栓形成,所以应控制脂肪的摄入量;另一方面也要考虑到保持营养之间的适当比例,如果食物中脂肪含量过少,会影响到脂溶性维生素的吸收,因此绝经期妇女宜吃胆固醇低的食物。

(4)控制糖类的摄入:糖类是多糖(如淀粉)、蔗糖、麦芽糖、乳糖、葡萄糖等的总称,是供给机体热能的主要来源。平时食物中的糖类主要来自五谷类食物,绝经期妇女对糖类的代谢率逐步降低,摄入太多可导致高三酰甘油和高胆固醇血症,还可诱发冠心病心肌缺血及高血压、糖尿病等。

(5)保证微量元素的摄入:绝经期妇女尤其需要注意钙、铁的摄入,钙摄入不足易引起骨质疏松、高血压、动脉硬化,铁摄入不足会引起疲倦无力、反应迟钝、记忆力减退。严重时还会导致缺铁性贫血。钙主要存在于虾皮、芝麻酱、牛奶、小鱼和海带中,另外很多青菜(如洋白菜、荠菜、萝卜)中均含有丰富的钙,铁主要存在于海带、芝麻酱、猪肝、菠菜中。

（6）多食富含维生素的食物：维生素 A 主要来自肝、蛋黄、鱼肝油、牛奶及奶制品；维生素 D 是调节钙、磷代谢，促进钙、磷吸收，维持钙化的重要成分，主要来自于动物肝、蛋黄、鱼肝油等；维生素 E 与肌肉细胞营养、抗氧化作用有关，主要来自植物油、绿色植物及胚芽等。

（7）根据中医辨证合理配膳：绝经前后诸证的产生主要是肾气虚衰、冲任不足所致，从辨证的角度来看，饮食药膳当以补肾气、调冲任为重点。从临床来看，绝经前后诸证有肾阴虚和肾阳虚两种基本情况，对于辨证属肾阴虚之患者，可适当多食枸杞子、百合、鸭蛋、牛奶、莲子等，以及具有滋补肾阴作用的药膳，对于辨证属肾阳虚的患者，可适当多食桂圆、海参、羊肉、荔枝、蚕蛹、韭菜等，以及具有温补肾阳作用的药膳。

13. 适宜于月经先期患者的食疗方有哪些

（1）地杞粥

原料：鲜生地黄、枸杞子各 50 克，粳米 100 克，白糖适量。

制作：把鲜生地黄、枸杞子、粳米分别淘洗干净，一同放入砂锅中，加入清水适量煮粥，待米熟粥成，加入白糖溶化调匀即可。

用法：每日 1 剂，分 2 次温热食用。

功效：滋补肝肾，滋阴降火。

适应证：肝肾阴虚、阴虚火旺之月经先期。

（2）归芪乌骨鸡

原料：乌鸡 1 只，黄芪 100 克，当归、茯苓各 30 克，食盐、十三香、酱油等调味料各适量。

制作：将乌鸡宰杀，去毛杂及内脏、洗净，把黄芪、当归、茯苓及食盐一同放入鸡腹内，放入砂锅中，加入清水适量，武火煮沸后，改用文火煮至鸡肉熟烂，放入酱油、十三香调味即可。

用法：月经前每日 1 剂，分 2 次食鸡肉，喝汤，连用 3～5 日。

功效：健脾益气，养肝益心。

适应证：气虚型月经先期。

（3）参芪莲子粥

原料：人参 6 克，黄芪 30 克，大枣 10 枚，莲子（去心）、粳米各 60 克。

制作：将人参、黄芪洗净，切片，与淘洗干净的大枣、莲子、粳米一同放入砂锅中，加入清水适量煮粥，煮至米熟粥成即可。

用法：每日 1 剂，分 2 次温热食用。

功效：健脾益气，补血调经。

适应证：气虚型月经先期。

（4）芹菜拌荠菜

原料：芹菜 50 克，荠菜 100 克，食盐、味精、香油等调味料各适量。

制作：将芹菜、荠菜分别拣洗干净，芹菜切成 2 厘米长的细条，荠菜切成段，一同放入开水锅中，稍煮片刻捞出，装入盘子中，用食盐、味精、香油等调味料调味即可。

用法：每日 1 剂，温热食用，可连用 7～10 剂。

功效：清热凉血，调经。

适应证：阳盛血热之月经先期。

（5）韭菜炒羊肝

原料：韭菜 100 克，羊肝 150 克，葱丝、生姜丝、食盐、植物油、十三香等调味料各适量。

制作：将韭菜洗净，切成段；羊肝洗净，切成片。炒锅上旺火，加入植物油，烧热后入葱丝、生姜丝煸炒片刻，放入羊肝片，继续炒至羊肝熟透，入韭菜段再稍炒，用食盐、十三香等调味料调味即可。

用法：月经前每日 1 剂，佐餐食用，可连用 5～7 日。

功效：补肝肾，调经血。

适应证：肝肾不足之月经先期。

14. 适宜于经期延长患者的食疗方有哪些

（1）鲜藕粥

原料：鲜藕、粳米各 50 克，白糖适量。

制作：把鲜藕去皮、洗净，切成小粒，与淘洗干净的粳米一同放入砂锅中，加入清水适量煮粥，待米熟粥成，加入白糖溶化调匀即可。

用法：每日 1 剂，佐餐食之。

功效：清热凉血。

适应证：血热所致的经期延长。

（2）参芪杞子粥

原料：党参、黄芪各 30 克，枸杞子 10 克，粳米 100 克，白糖适量。

制作：将党参、黄芪水煎去渣取汁备用，与淘洗干净的枸杞子、粳米一同放入砂锅中，加入清水适量煮粥，待至粳米七成熟时，倒入药汁，继续煮至米熟粥成，加入白糖溶化调匀即可。

用法：每日 1 剂，分 2 次温热食用。

功效：健脾益气，补肾调经。

适应证：气虚所致的经期延长。

（3）参芪冬瓜汤

原料：党参、黄芪、白术各 20 克，冬瓜 100 克，味精、食盐、香油各适量。

制作：将党参、黄芪、生地黄水煎去渣取汁，趁热加入洗净、切成小块的冬瓜，再煮 10 分钟左右，放入食盐、味精、香油调味即可。

用法：每日 1～2 次，食冬瓜，喝汤。

功效：健脾益气。

适应证：气虚所致的经期延长。

(4)公英银花粥

原料:蒲公英 50 克,金银花 40 克,粳米 100 克,白糖适量。

制作:将蒲公英、金银花水煎去渣取汁,与淘洗干净的粳米一同放入锅中煮粥,待米熟粥成,加入白糖溶化调匀即可。

用法:每日 1 剂,分 2 次温热食用。

功效:清热,凉血,解毒。

适应证:血热所致的经期延长。

(5)黄芪人参蒸乌鸡

原料:乌鸡 1 只,黄芪 100 克,人参 20 克,枸杞子 50 在,葱段、生姜片、十三香、食盐各适量。

制作:将乌鸡宰杀后去毛杂及内脏,洗净,剁去鸡爪,把腿别在鸡翅下面,使其团起来,放入开水中余一下,以去其血水。然后把鸡放在汤盆内,加入人参、黄芪、枸杞子、葱段、生姜片、十三香、食盐,加入适量清水,放入蒸笼中蒸 1 小时左右,至鸡肉熟烂即可。

用法:每日 1 次,佐餐食用。

功效:补气血,益肝肾,调月经。

适应证:气虚所致的经期延长。

15. 适宜于月经先后无定期患者的食疗方有哪些

(1)玫瑰羊心

原料:玫瑰花 8 克(鲜品加倍),羊心 500 克,食盐适量。

制作:将玫瑰花去杂,与食盐一同放入锅中,加入清水适量,水煎 15 分钟,取汁备用。把羊心洗净,切成薄片,串在烤签上(竹签也可),边烤边蘸玫瑰花盐水,直至羊心烤熟即可。

用法:每日 1 剂,佐餐食用。

功效:疏肝解郁,调经。

适应证:肝郁所致的月经先后无定期。

（2）女贞桑葚粥

原料：女贞子 15 克，桑葚 18 克，墨旱莲 20 克，大米 100 克，冰糖适量。

制作：将女贞子、桑葚、墨旱莲分别淘洗干净，一同放入砂锅中，水煎去渣取汁，与大米一同煮粥，待米熟粥成，入冰糖使其溶化，调匀即可。

用法：每日 1 剂，分 2 次温热食用。

功效：补肝肾，调冲任。

适应证：肝肾不足所致的月经先后无定期。

（3）八宝鹌鹑蛋粥

原料：枸杞子、薏苡仁、扁豆、莲子、山药、桂圆肉、百合各 10 克，大枣 6 枚，鹌鹑蛋 3 个，大米 100 克，白糖适量。

制作：将枸杞子、薏苡仁、扁豆、莲子、山药、桂圆肉、百合、大枣分别淘洗干净，一同放入锅中，加入清水适量，先用文火煎煮 30 分钟，放入淘洗干净的大米，继续煮至米熟粥成，调入鹌鹑蛋液，再稍煮片刻即可。

用法：每日 1 剂，分 2 次温热食用。

功效：补脾肾，调冲任。

适应证：脾肾亏虚所致的月经先后无定期。

（4）合欢花蒸猪肝

原料：合欢花（干品）12 克，猪肝 100 克，食盐少许。

制作：将合欢花放碟中，加清水少许，浸泡 4～6 小时；猪肝洗净，切片。将合欢花、猪肝同放碟中，加食盐调味，隔水蒸熟即可。

用法：每日 1 剂，佐餐食用猪肝。

功效：疏肝养肝，解郁调经。

适应证：肝郁所致的月经先后无定期。

（5）佛手番茄炖豆腐

原料：佛手 15 克，番茄 100 克，豆腐 250 克，食盐、味精、植物油各适量。

制作:先将佛手洗净,水煎去渣取汁;豆腐、番茄分别洗净,切成小块备用。锅烧热,放入植物油,待油热后先煎豆腐,再放入番茄、药汁,加入食盐、清水,炖至汤成时,用味精调味即可。

用法:每日1剂,分2次食豆腐、番茄,喝汤。

功效:疏肝解郁,清热养阴。

适应证:肝郁所致的月经先后无定期。

16. 适宜于月经后期患者的食疗方有哪些

(1)黑豆苏木粥

原料:黑豆100克,苏木10克,粳米、红糖各适量。

制作:把黑豆、苏木分别淘洗干净,一同放入砂锅中,加入清水适量,炖至黑豆将熟时,去苏木,入淘洗干净的粳米,继续煮至米熟粥成,加入红糖溶化,调匀即可。

用法:每日1剂,分2次温热食用。

功效:补肾活血。

适应证:月经后期,经血量少者。

(2)白芷鱼头汤

原料:鱼头1个,川芎15克,白芷12克,生姜片、食盐各适量。

制作:将川芎、白芷分别洗净,用纱布包好,与洗净的生姜片、鱼头一同放入砂锅中,加入清水适量,武火煮沸后,放入食盐,改用文火炖至鱼头熟烂,捞去药包即可。

用法:于月经前隔日1次,食鱼肉,喝汤,连用3~5次。

功效:补血活血,调经。

适应证:血虚气滞所致的月经后期。

(3)薏苡仁芡实粥

原料:薏苡仁、芡实各30克,粳米100克。

制作:将薏苡仁、芡实、粳米分别淘洗干净,一同放入砂锅中,加入清水适量,武火煮沸后,改用文火慢煮,至米熟粥成即可。

用法:每日1剂,分2次温热食用,连用数日。

功效:祛湿化痰。

适应证:痰湿阻滞所致的月经后期。

(4)豆豉生姜煮羊肉

原料:羊肉100克,豆豉50克,生姜30克,食盐适量。

制作:将羊肉、生姜分别洗净,切片,与豆豉、食盐一同放入砂锅中,煮至羊肉熟烂即可。

用法:于月经前10日开始,每日1剂,温热食用,连用3～5剂。

功效:温经散寒。

适应证:血寒型月经后期。

(5)当归红糖炖鸡蛋

原料:当归12克,红糖50克,鸡蛋2个。

制作:将当归水煎去渣取汁,把鸡蛋打入药汁中,炖至鸡蛋熟透,放入红糖,再稍煮片刻,搅匀即可。

用法:每日1剂,于每次月经后开始食用,连用4～5剂。

功效:益气补血。

适应证:血虚型月经后期。

17. 适宜于月经过少患者的食疗方有哪些

(1)桃仁粥

原料:桃仁10～15克,益母草24克,粳米50～100克,红糖适量。

制作:先将桃仁淘洗干净,捣烂如泥,加水研汁,去渣;益母草水煎去渣取汁。把药汁与粳米一同放入锅中,再加入清水适量,武火煮沸后,改用文火煮粥,待粥将成时,放入红糖,搅匀即可。

用法:每日1～2次,温热食用。

功效:益气活血,祛瘀调经。

适应证:血瘀所致的月经过少。

(2)女贞桑葚粥

原料:女贞子15克,桑葚18克,墨旱莲20克,粳米100克,冰糖适量。

制作:将女贞子、桑葚、墨旱莲分别淘洗干净,一同放入砂锅中,水煎去渣取汁,与粳米一同煮粥,待米熟粥成,入冰糖使其溶化,调匀即可。

用法:每日1剂,分2次食用。

功效:滋补肝肾,养血调经。

适应证:肾虚所致的月经过少。

(3)归参炖母鸡

原料:母鸡1只,当归、党参各35克,葱段、生姜片、料酒、五香粉、食盐各适量。

制作:将母鸡宰杀后去毛杂及内脏,洗净;当归、党参分别洗净,切片。然后把当归、党参装入鸡腹中,再把母鸡放入砂锅中,加入葱段、生姜片、五香粉、料酒,注入适量清水,武火煮沸后,改用文火慢炖,至鸡肉熟烂脱骨,放入食盐调味即可。

用法:每日1次,食鸡肉,喝汤。

功效:补气养血活血。

适应证:气血虚弱型月经过少。

(4)山药大枣蒸甲鱼

原料:甲鱼1只,山药50克,大枣15枚,冰糖20克。

制作:将甲鱼宰杀,去头、尾、爪及内脏,洗净,入开水中焯透,捞出,冷水中过凉,切成块,放入蒸盆中,再加入洗净、切片的山药及淘洗干净的大枣,撒上冰糖屑,并加适量清水,入笼屉中用大火蒸1小时即可。

用法:每日1剂,当菜佐餐随意食用。

功效:补肝肾,调经血。

适应证:肝肾不足所致的月经过少。

（5）黄芪当归合欢粥

原料：黄芪 30 克，当归 15 克，合欢花 20 克，粳米 100 克，红糖适量。

制作：将黄芪、当归、合欢花分别淘洗干净，一同放入砂锅中，水煎去渣取汁，与粳米一同煮粥，待米熟粥成，入红糖使其溶化，调匀即可。

用法：每日 1 剂，分 2 次食用。

功效：益气养血调经。

适应证：气血不足所致的月经过少。

18. 适宜于月经过多患者的食疗方有哪些

（1）鲜藕瘦肉汤

原料：鲜藕 250 克，猪瘦肉 200 克，食盐适量。

制作：将鲜藕、猪瘦肉分别洗净，切成块，一同放入砂锅中，加入清水适量，武火煮沸后，改用文火煮至猪瘦肉熟烂，用食盐调味即可。

用法：月经期每日 1 次，食肉，喝汤，连用 3～5 日。

功效：清热补虚，调经止血。

适应证：血热所致的月经过多。

（2）生地黄粳米粥

原料：鲜生地黄 30 克，粳米 60 克，白糖适量。

制作：把鲜生地黄、粳米分别淘洗干净，一同放入砂锅中，加入清水适量煮粥，待米熟粥成，加入白糖溶化调匀即可。

用法：每日 1 剂，分 2 次温热食用。

功效：清热泻火凉血。

适应证：血热所致的月经过多。

（3）母鸡艾叶汤

原料：老母鸡 1 只，艾叶 15 克，食盐适量。

制作:将老母鸡宰杀,去毛杂及内脏,洗净,切成块,与艾叶一同放入砂锅中,加入清水适量,武火煮沸后,改用文火煮至鸡肉熟烂,用食盐调味即可。

用法:月经期1剂分2~3次食肉,喝汤,连用2~3剂。

功效:补气摄血,健脾宁心。

适应证:气虚不能摄血所致的月经过多。

(4)马齿苋鸡蛋粥

原料:鲜马齿苋250克,鸡蛋2个,粳米适量。

制作:把鲜马齿苋洗净,切碎,榨取汁液;粳米放入砂锅中,加入清水适量,文火煮粥;鸡蛋打入开水锅中煮熟。把鲜马齿苋汁、鸡蛋一同倒入粳米粥中搅匀,再稍煮片刻即可。

用法:月经期每日1剂,分2次温热食用,连用数日。

功效:益气补虚,清热凉血止血。

适应证:血热所致的月经过多。

(5)木耳大枣红糖汤

原料:黑木耳20克,大枣20枚,红糖20克。

制作:将黑木耳洗净,切碎;大枣洗净,去核,切成片。黑木耳、大枣一同放入砂锅中,加入清水适量,武火煮沸后,改用文火煮至黑木耳、大枣熟烂,再入红糖,稍煮片刻即可。

用法:月经期每日1~2次,食大枣、黑木耳,喝汤,连用7~10次。

功效:健脾益气,摄血调经。

适应证:气虚所致的月经过多。

19. 适宜于闭经患者的食疗方有哪些

(1)泥鳅汤

原料:泥鳅150~200克,丹参30克,食盐、植物油、葱花、生姜丝、料酒、水淀粉各适量。

制作:先用热水洗去泥鳅的黏液,将其剖腹后除去内脏,洗净,放入油锅中炒至金黄色,去余油,加入适量清水,煮沸后,再放入淘洗干净的丹参及食盐、植物油、葱花、生姜丝、料酒稍煮片刻,捞出丹参,倒入水淀粉搅匀,再煮沸即可。

用法:每日1次,食肉,喝汤。

功效:滋补肝肾,补虚扶正,养血调经。

适应证:肝肾不足所致的闭经。

(2)当归补血粥

原料:当归10克,丹参15克,黄芪、生薏苡仁、小米各50克。

制作:将当归、黄芪、丹参水煎去渣取汁,与淘洗干净的生薏苡仁、小米一同放入锅中煮粥即可。

用法:每日1剂,温热食用。

功效:健脾益气,养血调经。

适应证:气血虚弱所致的闭经。

(3)北芪炖乳鸽

原料:北黄芪、枸杞子、益母草各30克,乳鸽1只,食盐适量。

制作:将北黄芪、枸杞子、益母草用纱布包好;乳鸽宰杀,去内脏,洗净。把药包、乳鸽一同放入砂锅中,加入清水适量,武火煮沸后,改用文火煨煮至乳鸽肉熟烂,捞出药包,加入少许食盐调味即可。

用法:每日或隔日1次,食肉,喝汤。

功效:补益气血。

适应证:气血不足所致的闭经。

(4)猪蹄养血汤

原料:猪蹄2只,当归15克,炙黄芪12克,丹参9克,路路通10克,甘草6克,桔梗3克,黑芝麻3克,食盐适量。

制作:将当归、炙黄芪、丹参、路路通、甘草、桔梗、黑芝麻用纱布袋装好,扎紧袋口,备用。把猪蹄刮洗干净,斩成块,放入砂锅中,加入适量清水,煲1小时,再放入中药袋,继续用文火煲1~2小时,至猪蹄熟烂,捞出药袋,用食盐调味即可。

用法:每日 1～2 次,食猪蹄,喝汤。

功效:补益气血,活血通经。

适应证:气滞血瘀所致的闭经。

(5)薏苡扁豆山楂粥

原料:薏苡仁 50 克,炒白扁豆、山楂各 20 克,红糖适量。

制作:把薏苡仁、炒白扁豆分别淘洗干净,山楂淘洗干净,去核。三料一同放入砂锅中,加入清水适量煮粥,待米熟粥成,加入红糖溶化调匀即可。

用法:每日 1 剂,分 2 次温热食用。

功效:健脾化湿祛痰,理气活血调经。

适应证:痰湿阻滞所致的闭经。

20. 适宜于痛经患者的食疗方有哪些

(1)桃仁饼

原料:当归 30 克,延胡索、赤芍、桃仁各 20 克,川芎 10 克,小麦面、玉米面、白糖各适量。

制作:将赤芍、当归、延胡索、川芎一同水煎 2 次,去渣取汁备用。再把玉米面、小麦面、白糖倒入药汁中调匀,做成小圆饼;桃仁去皮、尖打碎,略炒,匀放于饼上,将饼入笼蒸熟或烤箱烤熟即可。

用法:每次 1～2 个,每日 2 次,当主食食用。

功效:益气养血,活血化瘀,调经止痛。

适应证:气滞血瘀型痛经。

(2)艾叶茴香蛋

原料:艾叶、大茴香、小茴香各 30 克,鸡蛋 2 个。

制作:将艾叶、大茴香、小茴香与鸡蛋一同放入砂锅中,加入清水适量,文火慢煮,至鸡蛋熟后,去鸡蛋壳,再煮数沸即可。

用法:于月经前 3～5 日每日 1 次,食鸡蛋,连用 1 周。

功效:温经补虚,散寒祛湿,通经止痛。

适应证:寒湿凝滞型痛经。

(3)归芪羊肉益母汤

原料:羊肉500克,当归40克,黄芪60克,益母草30克,十三香、食盐等调味料适量。

制作:将羊肉洗净,切成块,与淘洗干净的当归、黄芪、益母草一同放入砂锅中,加入清水适量,武火煮沸后,改用文火煮至羊肉熟烂,用十三香、食盐等调味料调味即可。

用法:月经期每日1次,食肉,喝汤,连用3~5次。

功效:补气养血,调经止痛。

适应证:气血不足所致的痛经、月经量少。

(4)女贞旱莲炖甲鱼

原料:女贞子、墨旱莲各30克,益母草20克,甲鱼1只,食盐、香油各适量。

制作:将女贞子、益母草、墨旱莲用纱布包好;甲鱼宰杀,去内脏,洗净,入开水锅中焯片刻,捞出,切成小块。把药包、甲鱼块一同放入砂锅中,加入清水适量,武火煮沸后,改用文火煨煮至甲鱼肉熟烂,加入少许食盐,淋入香油,搅匀即可。

用法:每日1次,随意食肉,喝汤。

功效:补益肝肾,调经止痛。

适应证:肝肾亏损所致的痛经、月经不调。

(5)丹参山楂益母草粥

原料:丹参、益母草各30克,山楂40克,粳米100克,红糖适量。

制作:先将丹参、益母草、山楂水煎去渣取汁,与淘洗干净的粳米一同倒入锅中,共同煮粥,待粥将成时加入红糖,再稍煮即可。

用法:月经前3~5日每日1剂,分2次温热食用,连用5~7日。

功效:益气养血,活血化瘀,调经止痛。

适应证：气滞血瘀型痛经。

21. 适宜于痛经患者的药酒方有哪些

（1）固本酒

配方：人参、麦冬、枸杞子、天冬、熟地黄、生地黄各15克，黄酒适量。

制作：将人参、麦冬、天冬、熟地黄、生地黄分别研为粗末，与黄酒一同放入可加热的器皿内，用文火煨至酒减半时，滤去药渣，取酒即可。

用法：月经来潮时每次15～30毫升，每日3次饮用，连用3～5日。

功效：补肝肾，固冲任，调月经，止疼痛。

适应证：肝肾亏损所致的痛经、月经量少。

（2）茴桂酒

配方：小茴香30克，桂枝15克，低度白酒300毫升。

制作：将小茴香、桂枝分别研为粗末，一同放入盛有低度白酒的玻璃瓶中，密闭浸泡7日，滤去药渣，取上清液即可。

用法：月经前3日每次15～25毫升，每日2次饮用，连用3～5日。

功效：温经散寒，化瘀止痛。

适应证：寒湿凝滞型痛经。

（3）归芪酒

配方：当归、黄芪各150克，大枣10枚，黄酒1500毫升。

制作：将当归、黄芪分别研为粗末；大枣洗净，去核，切碎。当归末、黄芪末、大枣、黄酒一同放入可加热的器皿内，用文火煨至酒减半时，滤去药渣，取酒即可。

用法：月经来潮时每次15～25毫升，每日3次饮用，连用3～5日。

功效：补气养血，调经止痛。

适应证:气血不足所致的痛经、月经量少。

(4)三七丹参酒

配方:三七 30 克,丹参 60 克,低度白酒 500 毫升。

制作:将三七、丹参分别研为粗末,一同放入盛有低度白酒的玻璃瓶中,密闭浸泡 7 日,滤去药渣,取上清液即可。

用法:月经前 3 日每次 15～20 毫升,每日 2 次饮用,连用 3～5 日。

功效:活血化瘀止痛。

适应证:气滞血瘀型痛经。

(5)黑豆丹参酒

配方:黑豆 25 克,丹参 150 克,黄酒 2 000 毫升。

制作:将黑豆、丹参分别研为粗末,与黄酒一同放入可加热的器皿内,用文火煨至酒减半时,滤去药渣,取酒即可。

用法:月经前 3 日每次 10～30 毫升,每日 3 次饮用,连用 3～5 日。

功效:补肾活血,化瘀止痛。

适应证:气滞血瘀型痛经。

22. 适宜于崩漏患者的食疗方有哪些

(1)三七粉粥

原料:三七粉 3 克,大枣 5 枚,粳米 100 克,冰糖适量。

制作:将大枣去核,洗净,切碎,与三七粉和淘洗干净的粳米一同放入砂锅中,加入清水适量煮粥,待米熟粥成,再入冰糖使其溶化调匀即可。

用法:每日 1 剂,分 2 次温热食用。

功效:益气养血,化瘀止血。

适应证:气虚血瘀之崩漏。

（2）乌鸡糯米粥

原料：乌鸡 1 只，糯米 100 克，葱花、生姜末、食盐各适量。

制作：将乌鸡宰杀，去毛杂及内脏，洗净，切成小块。每次取适量放入砂锅中，加入清水适量，武火煮沸，改用文火慢炖至乌鸡肉熟烂，再放入糯米、葱花、生姜末、食盐，继续煮至米熟粥成即可。

用法：每日 1 剂，分 2 次温热食用。

功效：益气补血，调经止血。

适应证：脾虚型崩漏。

（3）参芪山药粥

原料：人参 9 克，黄芪 30 克，山药 50 克，粳米 100 克，冰糖适量。

制作：将人参、黄芪、山药分别烘干，研成细粉，与淘洗干净的粳米一同放入锅中，加入清水适量煮粥，待米熟粥成，再入冰糖使其溶化调匀即可。

用法：每日 1 剂，分 2 次温热食用。

功效：健脾益气，调经止血。

适应证：脾虚型崩漏。

（4）木耳藕节炖猪肉

原料：黑木耳 20 克，藕节 30 克，冰糖 15 克，猪瘦肉 100 克。

制作：将猪瘦肉洗净，切成小块；黑木耳、藕节分别淘洗干净，切碎。把猪肉块、黑木耳及藕节一同放入砂锅中，加入清水适量，武火煮沸后，改用文火慢炖，至猪肉熟烂，再放入冰糖，稍煮片刻即可。

用法：每日 1 剂，分早晚食肉，喝汤，连用 1 周。

功效：益气补虚，凉血止血。

适应证：血热型崩漏。

（5）淡菜茜草瘦肉汤

原料：淡菜 100 克，海螵蛸 50 克，茜草根 30 克，猪瘦肉 120 克，食盐适量。

制作：将淡菜浸软，洗净；茜草根、海螵蛸、猪瘦肉分别洗净。

一同放入砂锅中,加入清水适量,武火煮沸后,改用文火慢炖2小时左右,至猪肉熟烂,用食盐调味即可。

用法:每日1剂,分2~3次食肉,喝汤。

功效:滋阴清热,凉血止血。

适应证:阴虚血热型崩漏。

23. 应用药茶调治月经病应注意哪些

药茶是调治月经病的有效方法之一,为了保证安全有效,避免不良反应发生,应注意以下几点。

(1)掌握好适应证:要掌握好药茶疗法的适应证,严防有禁忌证的月经病患者应用药茶疗法进行调治。药茶疗法多用于调理病情较轻且处于稳定阶段的月经不调、痛经、闭经等月经病患者;对于病情较重的患者,尤其是出现大出血的患者,应以药物治疗为主,并非药茶疗法所适宜。

(2)谨防原料霉变:加工制作药茶的原料茶叶和中药容易受潮霉变,如果出现霉变,不但没有香味和药用价值,而且含有真菌毒素,对人体危害极大,故应谨防药茶霉变。

(3)辨证选用药茶:由于药茶所选用中药的不同,不同药茶有其各不相同的适用范围,月经病患者要在医生的指导下,全面了解药茶的功效和适应证,结合自己的病情辨证选用药茶,不加分析地乱饮药茶不但难以获取调治月经病的效果,还易出现诸多不适。

(4)妥善保管药茶:制作好的药茶宜置于低温干燥处密封保存,在潮湿的环境中不宜经常打开,以免受潮。不要与有异味的物品放在一起,以防串味。一次制作的药茶不要太多,防止时间久而变质。

(5)恰当服用药茶:药茶冲泡或煎煮后应尽量当日饮用完,不要放置时间太长,更不能喝隔夜茶,避免被细菌污染变质。在饮用药茶时还应注意适当忌口,饮用药茶的量要适当,太少达不到调治疾病的效果,太多则易影响消化功能,出现不良反应,反而不利于月经病的调治效果。由于某些药茶比较苦,难以下咽,在不影响药茶疗效的前提下,可适当加些矫味品,如冰糖、白糖、红糖、蜂蜜、炙甘草等。

(6)注意配合他法:药茶调治月经病有一定的局限性,作用较弱,见效较慢,通常作为一种辅助调养手段。在采用药茶调治月经病时,应注意与药物治疗、饮食调养、起居调摄、情志调节等其他治疗调养方法配合,以发挥综合治疗的优势,提高临床疗效。

24. 适宜于月经先期患者的药茶方有哪些

(1)二鲜饮

原料:鲜藕、鲜白茅根各 120 克。

制作:将鲜藕洗净,切成小片;鲜白茅根洗净,切碎。鲜藕与鲜白茅根一同放入砂锅中,加入清水适量,煎取汁液即可。

用法:每日 1 剂,不拘时代茶饮用。

功效:清热凉血。

适应证:血热所致的月经先期。

(2)鲜番茄汁

原料:鲜番茄 150 克。

制作:将鲜番茄洗净,用开水浸泡一下,剥去外皮,切成小块,放入绞汁机榨取汁液即可。

用法:每日 1 剂,代茶饮用。

功效:清热养阴健胃。

适应证:虚热所致的月经先期。

(3)玫瑰灯心茶

原料:玫瑰花瓣 5～10 克,灯心草 3～5 克。

制作:将玫瑰花瓣洗净,灯心草水煎取汁,趁热用药汁冲泡玫瑰花瓣即可。

用法:每日 1 剂,代茶饮用。

功效:疏肝清热。

适应证:肝郁化热所致的月经先期。

(4)竹叶乌龙茶

原料:竹叶 20 克,乌龙茶 2 克。

制作:将竹叶洗净,切碎,与乌龙茶一同放入茶杯中,加开水冲泡,加盖闷 10 分钟即可。

用法:每日 1 剂,代茶饮用。

功效:清热养阴。

适应证:阴虚内热所致的月经先期。

(5)枸杞人参茶

原料:人参 6 克,枸杞子 30 克,白糖 10 克。

制作:将人参洗净,切成小片;枸杞子洗净。一同放入砂锅中,加入清水适量,武火煮沸后,改用文火继续煎煮 30 分钟左右,调入白糖,搅拌均匀使白糖充分溶化即可。

用法:每日 1 剂,代茶饮用,枸杞子、人参片可一并嚼食。

功效:益气养阴补肾。

适应证:气虚所致的月经先期。

25. 适宜于经期延长患者的药茶方有哪些

(1)黄芪芡枣茶

原料:黄芪、莲子、芡实各 30 克,黑枣 10 克。

制作:将黄芪、莲子、芡实、黑枣一同放入砂锅中,加入清水适量,煎取汁液即可。

用法:每日 1 剂,代茶饮用。

功效:健脾益气,补肾调经。

适应证:气虚所致的经期延长。

(2)鲜藕柏叶汁

原料:鲜藕 250 克,侧柏叶 60 克。

制作:将鲜藕、侧柏叶分别洗净,切碎,一同放入榨汁机中榨取汁液即可。

用法:每日1剂,用凉开水冲后代茶饮用。

功效:清热凉血止血。

适应证:血热所致的经期延长。

(3)黄芪茅根茶

原料:生黄芪30克,鲜白茅根60克,鲜西瓜皮200克。

制作:将生黄芪、白茅根分别洗净,切段,与洗净并切块的西瓜皮一同放入砂锅中,加入清水适量,煎取汁液。

用法:每日1剂,代茶饮用。

功效:益气补虚,清热止血。

适应证:气虚所致的经期延长。

(4)栀子莲心茶

原料:莲子心5克,栀子6克,茶叶3克。

制作:将莲子心、栀子、茶叶一同放入保温杯中,以开水冲泡,加盖闷15分钟。

用法:每日1剂,当茶饮用。

功效:清热凉血除烦。

适应证:血热所致的经期延长,心烦急躁。

(5)荸藕茅根饮

原料:鲜藕、鲜白茅根、荸荠各等份。

制作:将鲜藕洗净,切成小片;鲜白茅根洗净,切碎;荸荠洗净,切成小块。三料一同放入砂锅中,加入清水适量,煎取汁液。

用法:每日1剂,代茶饮用。

功效:清热凉血止血。

适应证:血热所致的经期延长。

26. 适宜于月经后期患者的药茶方有哪些

（1）橘皮饮

原料：橘皮 10～15 克，杏仁、老丝瓜各 10 克，白糖适量。

制作：将橘皮、杏仁、老丝瓜一同放入砂锅中，水煎去渣取汁，加入白糖，搅匀使其完全溶化即可。

用法：每日 1 剂，代茶饮用。冬天要热饮，春秋宜温饮，夏天要凉饮。

功效：疏肝解郁，调达气机。

适应证：气滞所致的月经后期。

（2）山楂红糖水

原料：山楂 50 克，红糖适量。

制作：先将山楂水煎去渣取汁，再加入红糖，搅匀使其完全溶化即可。

用法：每日 1 剂，代茶饮用。

功效：活血化瘀，调经。

适应证：气滞血瘀所致的月经后期。

（3）生姜艾叶红糖茶

原料：生姜、艾叶各 6 克，红糖适量。

制作：将生姜、艾叶分别洗净，切碎，与红糖一同放入保温杯中，加开水冲泡，加盖闷 15 分钟即可。

用法：每日 1 剂，代茶饮用。

功效：温经散寒，行滞调经。

适应证：血寒所致的月经后期。

（4）橘叶苏梗红糖茶

原料：鲜橘叶 20 克，紫苏梗 10 克，红糖适量。

制作：将鲜橘叶、紫苏梗分别洗净，切碎，与红糖一同放入保温杯中，加开水冲泡，加盖闷 15 分钟即可。

用法:每日1剂,代茶饮用。

功效:理气活血,调经。

适应证:月经后期兼见少腹胀痛。

(5)白术生地黄川芎茶

原料:焦白术、生地黄各30克,川芎15克,升麻3克。

制作:将焦白术、生地黄、川芎、升麻分别洗净,一同放入砂锅中,加入清水适量,煎取汁液。

用法:每日1剂,分早晚代茶饮用。

功效:健脾养血。

适应证:脾虚血少所致之月经后期。

27. 适宜于月经过少患者的药茶方有哪些

(1)益母草茶

原料:益母草20克,绿茶2克。

制作:将益母草洗净,切碎,与绿茶一同放入保温杯中,加开水冲泡,加盖闷15分钟即可。

用法:每日1剂,代茶饮用。

功效:理气活血,调经。

适应证:血瘀所致的月经过少。

(2)归芎益母茶

原料:当归18克,川芎10克,益母草24克,红糖适量。

制作:将当归、川芎、益母草分别洗净,一同放入砂锅中,加入清水适量,煎取汁液,加入适量红糖,搅匀使其完全溶化即可。

用法:每日1剂,分早晚代茶饮用。月经前开始饮用,连用5日。

功效:补血活血,调经。

适应证:月经过少。

(3)橘皮益母茶

原料:橘皮15克,益母草18克,红糖适量。

制作:将橘皮、益母草一同放入砂锅中,水煎去渣取汁,再在药汁中加入红糖,搅匀使其完全溶化即可。

用法:每日 1 剂,代茶饮用。

功效:理气化痰,活血调经。

适应证:痰浊阻滞所致的月经过少。

(4)枸杞牛膝茶

原料:枸杞子、川牛膝各 15 克,红糖适量。

制作:将枸杞子、川牛膝水煎去渣取汁,加入适量红糖,搅匀使其完全溶化即可。

用法:于月经前 3 日每日 1 剂,分早晚代茶饮用,连用 5 日。

功效:滋补肝肾,养血调经。

适应证:肝肾不足所致的月经过少。

(5)党参牛奶饮

原料:党参 30 克,牛奶 250 毫升。

制作:将党参水煎去渣取汁,加入牛奶,搅匀煮沸即可。

用法:每日 1 剂,代茶饮用。

功效:补气养血。

适应证:气血不足所致的月经过少。

28. 适宜于月经过多患者的药茶方有哪些

(1)乌梅饮

原料:乌梅 15 克,红糖适量。

制作:将乌梅水煎去渣取汁,加入适量红糖,搅匀使其完全溶化即可。

用法:于月经前 3 日每日 1 剂,代茶饮用,连用 5 日。

功效:收敛补血。

适应证:月经过多。

（2）五汁饮

原料：梨汁、荸荠汁、鲜芦根汁、鲜麦冬汁、鲜藕汁各适量。

制作：将梨汁、荸荠汁、鲜芦根汁、鲜麦冬汁、鲜藕汁一同放入茶杯中，搅匀即可。

用法：每日1剂，不拘时代茶饮用。

功效：清热养阴，止血调经。

适应证：血热所致的月经过多。

（3）紫草菊花饮

原料：紫草15克，菊花10克。

制作：将紫草、菊花一同放入砂锅中，加入清水适量，煎取汁液。

用法：每日1剂，代茶饮用。

功效：清热凉血解毒。

适应证：血热所致的月经过多。

（4）青蒿牡丹皮茶

原料：青蒿、牡丹皮各6克，茶叶3克，冰糖适量。

制作：将青蒿、牡丹皮分别洗净，切碎，与茶叶一同放入保温杯中，加开水冲泡，加盖闷15分钟，去渣取汁，再加入冰糖使其完全溶化搅匀即可。

用法：每日1剂，代茶饮用。

功效：清热凉血止血。

适应证：血热所致的月经过多。

（5）黄芪人参阿胶饮

原料：黄芪30克，人参9克，阿胶12克。

制作：将黄芪、人参水煎取汁，趁热烊化阿胶即可。

用法：每日1剂，分早晚代茶饮用。

适应证：气虚所致的月经过多。

29. 适宜于痛经患者的药茶方有哪些

（1）归芎茶

原料：当归 12 克，川芎 9 克，红糖适量。

制作：将当归、川芎分别洗净，一同放入砂锅中，加入清水适量，煎取汁液，加入适量红糖，搅匀稍煮沸，使其完全溶化即可。

用法：每日 1 剂，分早晚代茶饮用。

功效：补血活血，调经。

适应证：经期腹痛，疼痛绵绵，体质虚弱。

（2）泽兰茶

原料：泽兰叶（干品）10 克，绿茶 2 克。

制作：将泽兰叶洗净，切碎，与绿茶一同放入保温杯中，加开水冲泡，加盖闷 10 分钟即可。

用法：每日 1 剂，代茶饮用。

功效：理气活血止痛。

适应证：气滞血瘀所致之痛经。

（3）玫瑰花茶

原料：玫瑰花瓣 15 克，灯心草 3～5 克。

制作：将玫瑰花瓣洗净，切碎，放入保温杯中，加开水冲泡，加盖闷 10 分钟即可。

用法：每日 1 剂，代茶饮用。

功效：理气解郁，活血散瘀。

适应证：痛经以胀痛为主者。

（4）姜枣红糖茶

原料：干姜 30 克，大枣 6 枚，红糖适量。

制作：将大枣去核，洗净；干姜洗净，切片。先将大枣、干姜水煎去渣取汁，再加入适量红糖，搅匀稍煮沸，使其完全溶化即可。

用法：每日 1 剂，分早晚代茶饮用。

功效：益气养血，温散寒，调经止痛。

适应证:寒湿凝滞型、气血虚弱型痛经。

(5)桂枝山楂红糖饮

原料:桂枝 6 克,山楂 15 克,红糖适量。

制作:先将桂枝、山楂水煎去渣取汁,再加入适量红糖,搅匀稍煮沸,使其完全溶化即可。

用法:每日 1 剂,分早晚代茶饮用。

功效:温经通脉,化瘀止痛。

适应证:寒性痛经。

30. 适宜于闭经患者的药茶方有哪些

(1)茜草饮

原料:茜草 60 克,红糖适量。

制作:先将茜草水煎去渣取汁,再加入适量红糖,搅匀稍煮沸,使其完全溶化即可。

用法:每日 1 剂,分早晚代茶饮用。

功效:行气解郁,活血祛瘀。

适应证:肝气郁结、气滞血瘀、血行不畅所致的闭经。

(2)香附红糖茶

原料:生香附、炒香附各 6 克,红糖适量。

制作:将生香附、炒香附分别洗净,研为粗末,一同放入砂锅中,加入清水适量,煎取汁液,再加入适量红糖,搅匀稍煮沸,使其完全溶化即可。

用法:每日 1 剂,分早晚代茶饮用。

功效:理气活血,调经。

适应证:气滞血瘀、痰湿阻滞所致的闭经。

(3)丹参红糖饮

原料:丹参 24 克,红糖适量。

制作:将丹参洗净,放入砂锅中,加入清水适量,煎取汁液,再加入适量红糖,搅匀稍煮沸,使其完全溶化即可。

用法：每日 1 剂，分早晚代茶饮用。

功效：活血祛瘀，养血调经。

适应证：阴血不足、血海空虚所致的闭经。

（4）苓花红糖茶

原料：茯苓 50 克，红花 10 克，红糖适量。

制作：先将茯苓、红花一同水煎去渣取汁，再加入适量红糖，搅匀稍煮沸，使其完全溶化即可。

用法：每日 1 剂，分早晚代茶饮用。

功效：健脾祛湿，活血通经。

适应证：痰湿阻滞所致的闭经。

（5）人参益母草茶

原料：人参 6 克，益母草 30 克，绿茶 1 克。

制作：将人参、益母草分别水煎去渣取汁；绿茶放入保温杯中，加开水冲泡，加盖闷 10 分钟，去茶渣。把人参、益母草药汁和绿茶液混合在一起，充分搅和即可。

用法：每日 1 剂，分早晚代茶饮用，水煎后的人参可一并食用。

功效：大补气血，活血调经。

适应证：气血虚弱所致的闭经。